ダイエットに失敗してきた方々へ。

大さじ1杯のはちみつが解決します！

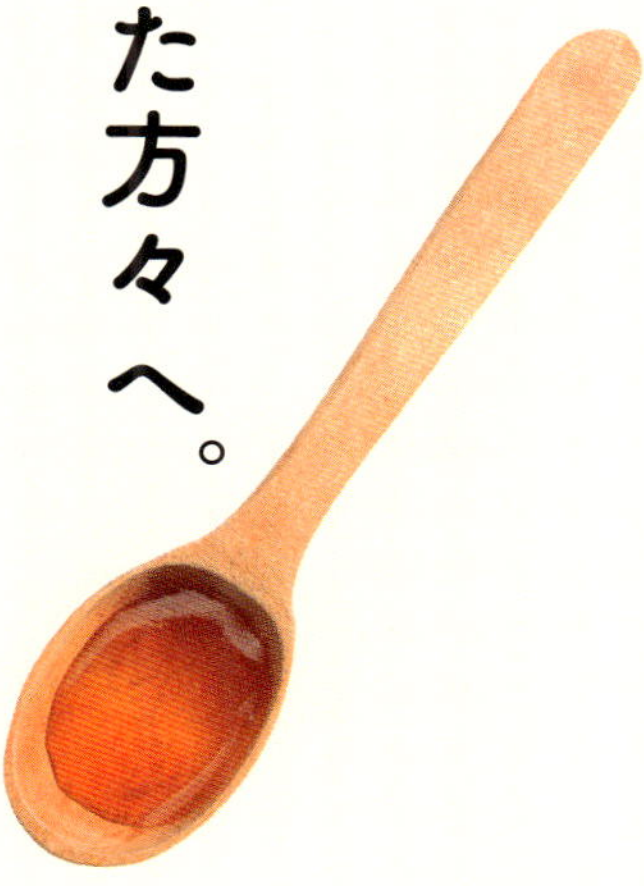

ルールは簡単です。

その1

いつもの夕食の糖質を、
ほんの少し減らす。

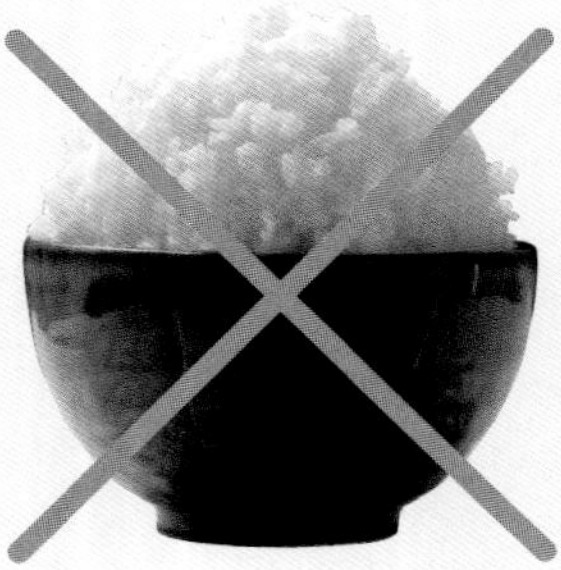

大盛りは
NG！

その2

寝る前30分〜1時間前に、
大さじ1杯のはちみつを摂る。
そして寝る。

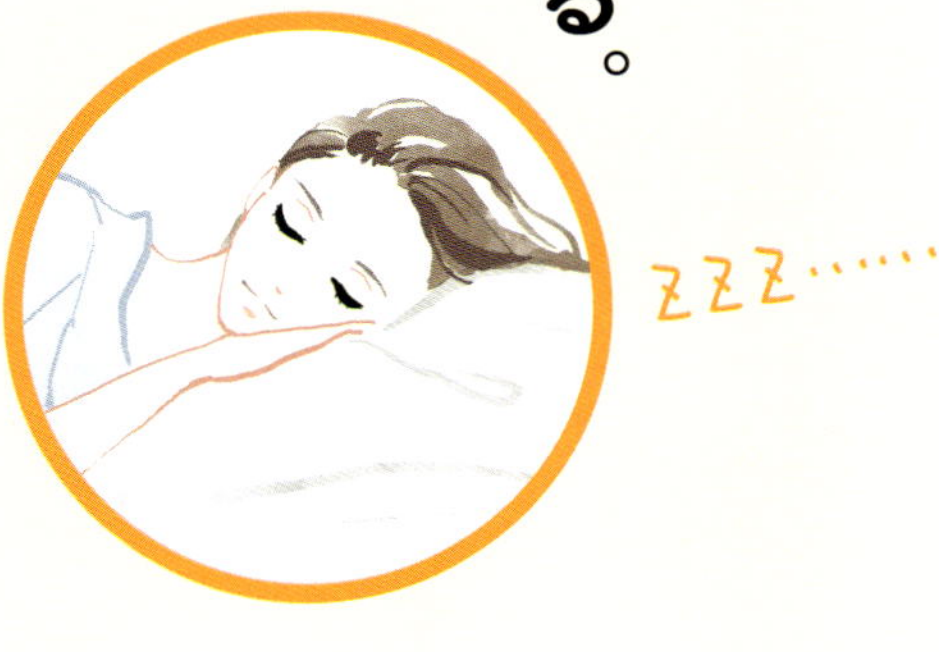

はちみつの摂り方はいろいろ。

スプーンのはちみつを
そのままなめる。

はちみつを
白湯に溶かして飲む。

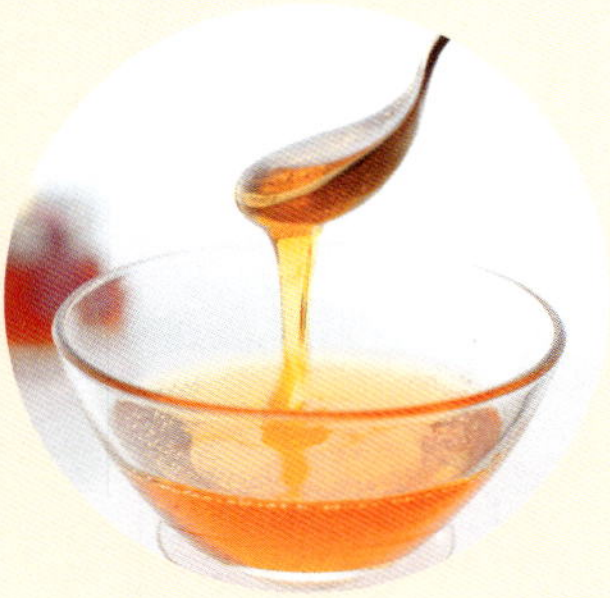

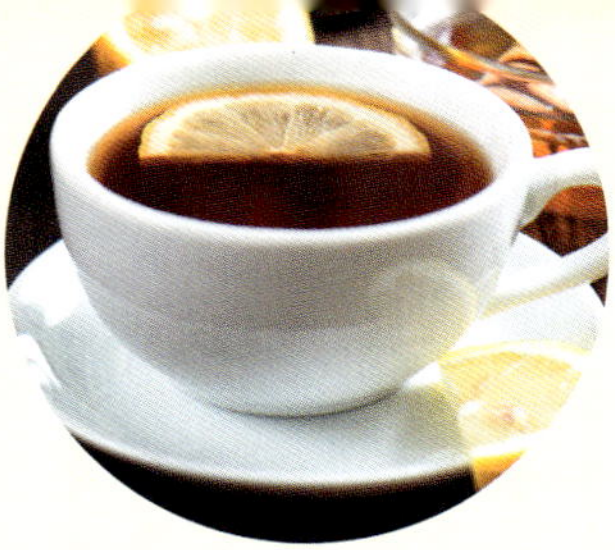

はちみつを白湯に溶かして、
さらにレモン汁を加えて飲む。

はちみつを
ハーブティーに
入れて飲む。

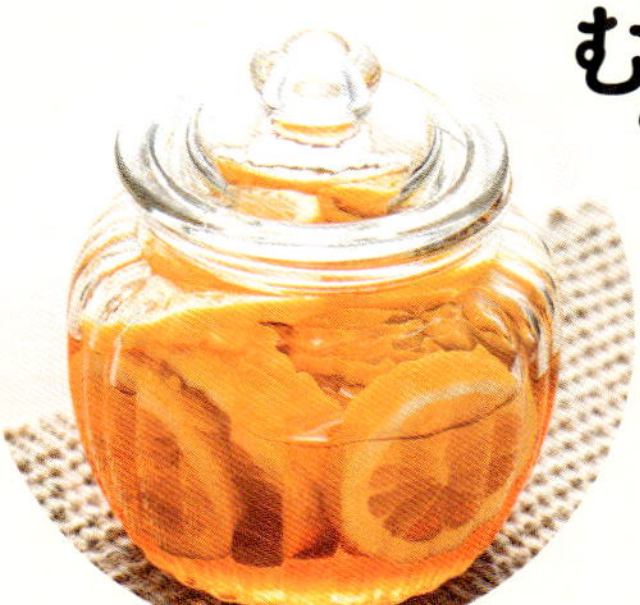

寝る前にはちみつを摂るだけで脂肪が落ちるのは、
寝ている間に、どんどん脂肪を燃焼してくれるからです。

私たちの体は、睡眠中に体のメンテナンスをしていますが、
そのメンテナンス作業に使われるエネルギーが脂肪です。
ただし、体をしっかりお手入れできるかどうかは、
睡眠の質にかかっています。

ぐっすり眠れないと、

メンテナンスが十分にできなくなります。
つまり、脂肪をエネルギーとして使えなくなるということです。

食事制限でダイエットに挑戦しているのに、
やせるために苦手な運動に取り組んでいるのに、
なかなか思うように脂肪が落ちてくれないのは、
もしかすると、
ぐっすり眠れていないのが原因かもしれません。

寝ているときに脂肪をエネルギーとして使うために、
もうひとつ大切なことは、
メンテナンス作業を管理する脳に
十分なエネルギーを補充しておくことです。
不足すると、筋肉をエネルギーとして使うことになるため、
脂肪は燃焼しても、太りやすい体をつくることになります。

睡眠の質を落とさず、脳にエネルギーを補充する。
それにもっとも適した食品が、はちみつなのです。

何をやっても脂肪が落ちないとあきらめないでください。
食事制限が間違っているわけでなく、
運動の方法が間違っているわけでなく、
ただ、ぐっすりと眠れていないだけなのです。
だから、今夜から

寝る前に大さじ1杯のはちみつを
摂ってみてください。
4週間もすると、脂肪が減りはじめている
自分に気づき驚くでしょう。

びっくり！ 4週間の夜はちみつ生活でやせた！

吉見頼子さん（70歳）の場合

Before		After
	体重	
67.0kg	−2.4kg	64.6kg
	脂肪量	
27.7kg	−1.1kg	26.6kg
	腹囲	
102.0cm	−7.4cm	94.6cm

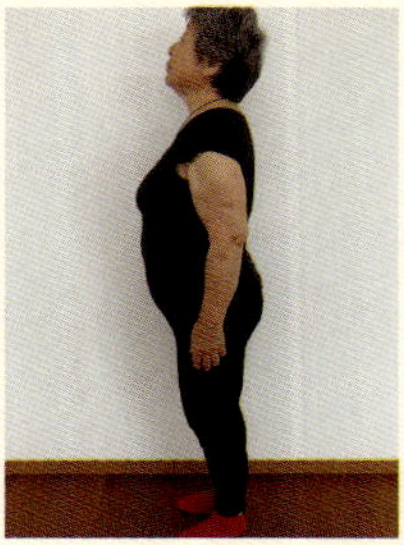

＞

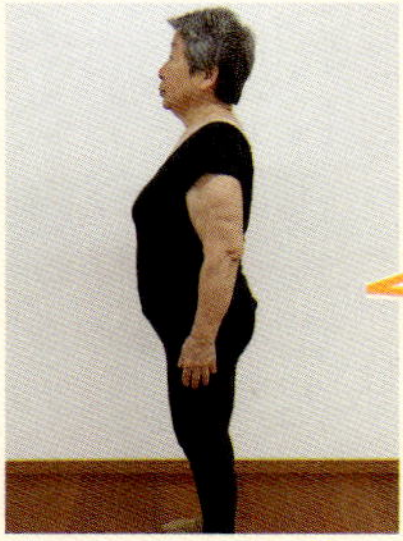

血糖値も
マイナス
35mg/dl

何を食べてもぷくぷく太るので困っていましたが、
がんばればやせられるんです。

田中直美さん（仮名・69歳）の場合

Before		After
	体重	
58.2kg	−4.3kg	53.9kg
	脂肪量	
21.9kg	−2.7kg	19.2kg
	腹囲	
85.0cm	−2.0cm	83.0cm

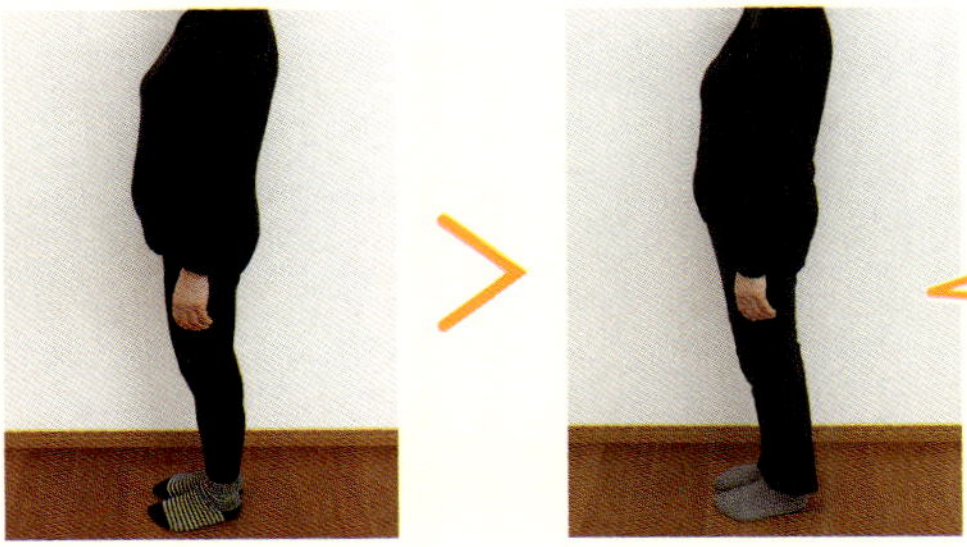

中性脂肪も
マイナス
171mg/dl

最初は不安でしたが、
体重計の数値が少しずつ減っていくので驚きました。

荒木智之さん（仮名・32歳）の場合

Before		After
	体重	
90.0kg	－5.4kg	84.6kg
	脂肪量	
30.9kg	－3.4kg	27.5kg
	腹囲	
107.5cm	－6.1cm	101.4cm

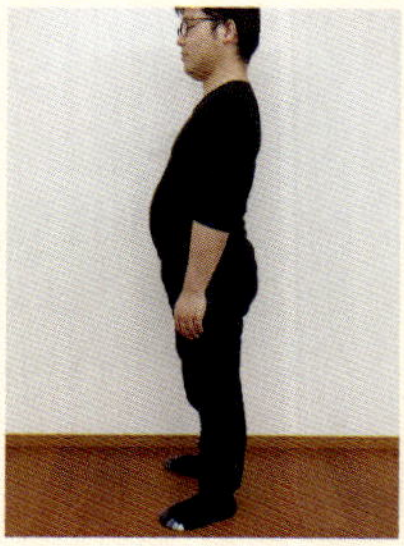

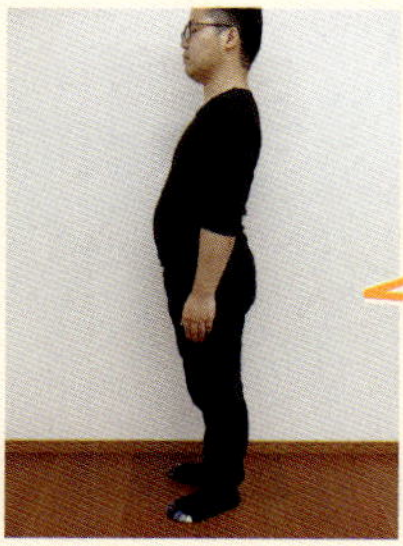

体重が減っただけでなく、
しつこかった肩こりが軽くなりました。

村上加奈子さん（仮名・44歳）の場合

Before		After
	体重	
72.4kg	−1.5kg	70.9kg
	脂肪量	
29.0kg	−2.4kg	26.6kg
	腹囲	
91.0cm	−2.0cm	89.0cm

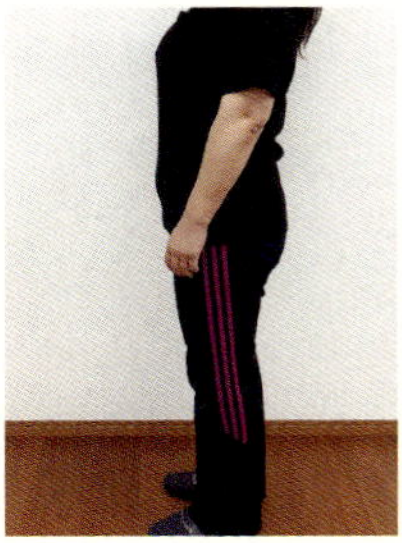

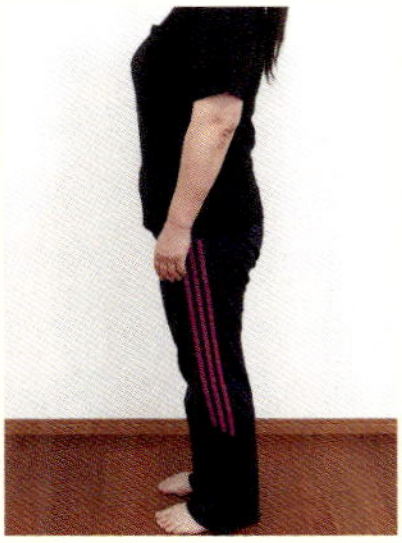

寝る前に甘いものを摂るなんてと半信半疑でしたが、
ダイエット成功です。

第5章 リバウンドしないためのダイエットの新常識

第0章

デブ医者だった僕も
25キロやせた

患者さんが来ない！　デブ医者に説得力なし

みなさんは、デブ医者にダイエット指導されるのと、スリムな体型の医者に指導されるのと、どちらの言葉に素直に耳を傾けられますか？

１００人の患者さんがいたら、おそらく１００人すべてが、スリムな医者の言葉を信じると思います。デブ医者の言葉に説得力なし。それが、私がダイエットをはじめた動機でした。ダイエット前の体重は84キロ。身長は１７２センチ。そんな体型の医者にダイエットの相談をするのもどうかと思いますよね。

自己紹介が遅れました。私は四国の高松で、プライマリケア（なんでも相談できる総合的な医療を提供）を専門とするクリニックの院長をしています。地元の人たちを中心に、地域医療と予防医学を推進してきました。

その一環としてはじめたのが、ダイエット指導です。

年齢性別を問わず、多くの人たちの肥満の悩みを解消するお手伝いをしています。最近は、地元の人たちだけでなく、県外からも、そしてインターネットを使って遠距離からの相談も受けるようになっています。

本書で紹介する「**夜はちみつ」ダイエットは、そんな患者さんたちにすすめてきたダイエット指導のなかでも、とくに効果があった「やせる方法」です。**

ストレスと激務で人生最重量84キロ

私はもともと筋肉質のタイプではなく、どちらかというと、ややぽっちゃり型。といっても、高校時代は太っているわけでも、やせているわけでもありませんでした。

私の体に脂肪がどんどんつきはじめたのは、医学部生の最終学年で医師国家試験の受験勉強に入った頃、机にかじりついて動かずに夜遅くまで勉強をして遅い夜食を食べるようになって80キロまで体重が増えました。

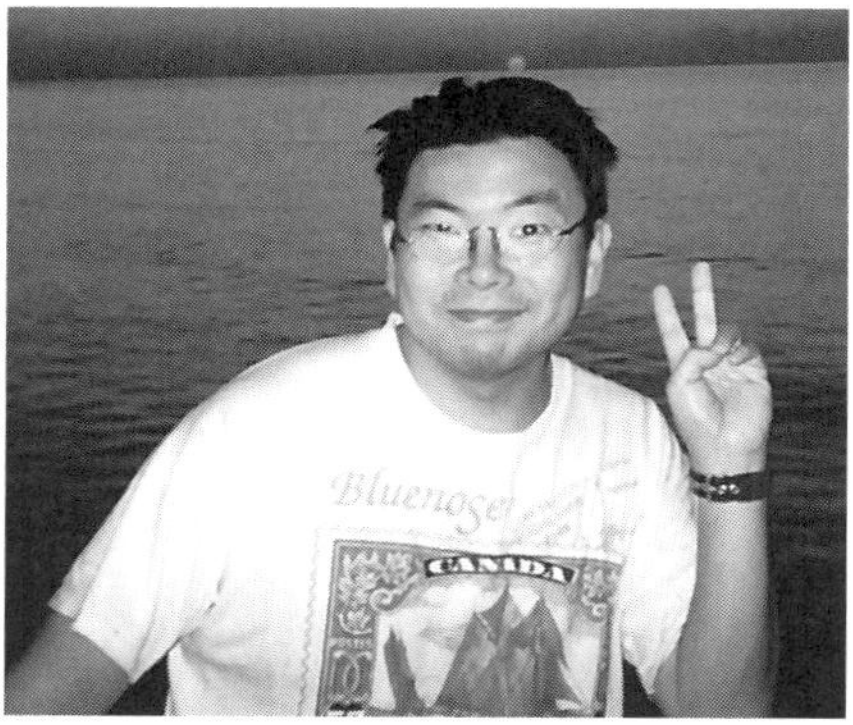

体重 84 キロの頃の田井先生

しかし、研修医になって激務から一度はやせたんですが、再び研究生活に入って不規則な生活に戻ってしまいました。徹夜が続くこともあれば、自宅に帰れる日でも帰宅時間は22時、23時頃。そして、こってりした食事を摂る。太らないわけがありません。

気づいたら、人生最高体重の84キロ。

私の体は、本当のぽっちゃり体型に変わってしまっていたのです。

ぽっちゃりでも日常生活に困っていたわけではなかった私は、しばらくはそのスタイルのまま仕事を続けることになります。私が、「この体はまずいな」と思いはじめたのは、父の跡を継いでクリニックの院長として働きはじめてからのことです。

理由は、先ほども話したように、患者さんに対する説得力。
患者さんに「元気で長生きするためにやせましょうね」とか、「やせると体がらくになりますよ」と言ったところで、太っている医師に言われても、やる気は起きないものです。それに、やせる方法をあれこれ指導したとしても、患者さんからすると、「本当にやせられるんですか？　先生はやせてないじゃないですか？」ということで、なかなか患者さんの行動につなげられません。

私の言葉に説得力を持たせるには、84キロの自分がダイエットを成功させてみせるのが一番。そこで私は、人生で初めて本格的な減量にチャレンジすることにします。

最初に試みたのは、「サウス・ビーチ・ダイエット」というダイエット法です。
イギリスの葬儀屋であるバンティング氏が1868年に出版した低炭水化物食を取りあげたダイエット本が欧米で最初にベストセラーになり、その後次から次へと同様の本が出版されて話題になるという流れになっていたところ、医師であるアトキンス氏が1972年に出版した「Atkins' Diet Revolution」が低炭水化物ダイエットの試金石となりました。

私は、ダイエットの勉強を始めた2003年ごろにアトキンスダイエットのことを知ります。しかし、炭水化物を避けていれば何を食べてもいいという極論的な意見に反対する医師も多いダイエット法でした。

その後、フロリダの循環器内科専門医であるアガストン先生が2003年に出版した「サウス・ビーチ・ダイエット」は、アトキンスダイエットの問題点である炭水化物を極端に制限して脂肪ならなんでも摂る食生活ではなく、体にいい炭水化物とよくない脂肪を避けて良質なタンパク質を摂る食事に転換する安全なダイエット法でした。

具体的には、次の3段階で食生活を変えていきます。

第1段階は、体によくない加工、精製された炭水化物と悪い脂肪を避け、良質なタンパク質を摂る食生活を、2週間続けます。この間、お米、パンやパスタ、お菓子、果物、アルコールなどは禁止です。いままで滞っていた体脂肪の燃焼が活性化されます。

第2段階は、ひとたび脂肪燃焼が活性化したら、食事に良質の炭水化物を戻す時期になります。未精製の炭水化物や新鮮な果物は食べてもよく、精製された小麦粉を使わず全粒粉でつくったパンとか、白米の代わりに玄米を摂ります。

第3段階は、第2段階で目標体重に到達したら、それを維持する生活です。しかし、誕生日やクリスマス、お正月など、ダイエットのことを気にせず食べたい日はあるでしょう。そういうときは食べてもかまいません。ただ体重が増えてしまったら、再び第1段階や第2段階にもどって目標の体重を維持していきます。

サウス・ビーチ・ダイエットは、ぶくぶくの私には効果てきめんでした。

はじめると**すぐに効果があらわれたのです。2週間後にはマイナス4キロ。**

しかし、喜んでいられたのは数か月でした。半年も過ぎると、なかなか体重が落ちなくなったのです。それまでと同じように糖質や脂質を制限し続けても、代謝も落ちるので思うように体重は減らなくなります。それにランニングをはじめたことで食欲が強くなり、なかなか目標体重まで届きません。

みなさんのなかにも、食事制限や運動をがんばっているのに、「なかなかやせない」と嘆いている人がいると思います。それがしばらく続いて、これ以上やせないなら と自暴自棄になって食事を元に戻し、ダイエット前の体に戻ってしまったという方もいるのではないでしょうか。

私も、半ばあきらめモードに入りかけていました。自業自得の生活が原因で太ってしまった体が簡単にスリムになるわけがない。やせるといっても、これが限界かもしれない。そんなふうに思うようになっていました。

「夜はちみつ」でマイナス25キロのダイエットに成功

そんなときに出会ったのが、イギリスで出版されていた「ハイバネーションダイエット」という本です。これが**「夜はちみつ」ダイエットの原点になります。**

ハイバネーションとは「冬眠」という意味で、「ハイバネーションダイエット」とは、ぐっすり眠ることがダイエットをスムーズにするという考え方に基づくものです。

そのクオリティの高い睡眠を得る方法が、はちみつを摂ることだったのです。

「なんとしてもやせる」と決意していた私は、さっそくハイバネーションダイエットを実践してみることにしました。

サウス・ビーチ・ダイエットで習慣になっていた低糖質、低カロリーの食生活に加えて、ぐっすり眠れるように、毎晩、寝る前に大さじ1杯のはちみつを白湯に溶かして飲むようにしたのです。

すると、朝の目覚めがよくなりました。

目覚めがいいということは、ぐっすり眠れている証拠です。

すぐに体重が減ったわけではありませんが、**朝スッキリ、夜ぐっすりの生活は心地よいもの**です。毎日が快適なことも手伝って、私は「夜はちみつ」をしばらく続けることにしました。

数週間続けていると、徐々にはちみつ効果があらわれはじめました。

糖質や脂肪を控えめにする食事は継続していましたが、はちみつを摂る前ととくに食生活を変えたところはありません。

それなのに、徐々に体重が減りはじめたのです。

気づいたら、目標のマイナス20キロを達成。

それどころか、さらに体重は減少し、**ダイエットをはじめた頃の84キロから57キロに。なんとマイナス25キロ以上の減量に成功**したのです。

夢は80歳でウルトラマラソン

ダイエットに成功したからには、リバウンドだけはどうしても避けたいものです。元のデブ医者に戻っては、患者さんに対する説得力がまたなくなります。

しかし、**「夜はちみつ」習慣は、リバウンドを起こすこともありません**でした。ぐっすり眠れている毎日が続いているからだと考えています。

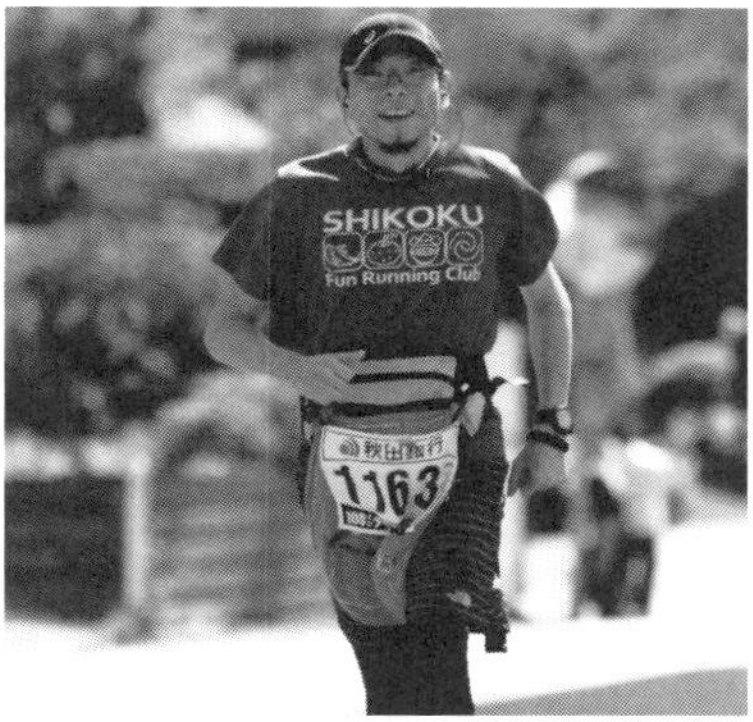

現在の田井先生

その後、食事制限を少しゆるやかにしたことで体重は59から60キロまで戻りました。でも、これは意図的なことなので、体にとってはいまが適性体重だと考えています。

ただし、人間の体の悲しい現実で、年齢を重ねるとともに基礎代謝が落ちるのは避けて通れません。そこで私は40歳からランニングをはじめました。そして、50歳になってからはトライアスロンにもチャレンジしています。

いまの夢は80歳でウルトラマラソンに参加すること。

無謀な挑戦かもしれませんが、そう思えるくらい**自信が持てるようになったのは、ダイエットに成功し、その体を維持できているからだと思います。**

すべては「はちみつのおかげ」と言ってもいいと思います。

それではみなさんに、私が実践し、成功した「夜はちみつ」ダイエットを紹介しましょう。今日の夜から誰でもはじめられる簡単な方法です。

第1章

夜はちみつで健康にぐんぐんやせる

ダイエットを成功させる大さじ1杯のはちみつ

「夜はちみつ」ダイエットは、寝る前に大さじ1杯のはちみつを摂るだけの簡単なダイエット法です。

といっても、寝る前にはちみつを摂るようになると、すぐに体重が激減するというわけではありません。その**効果は徐々にあらわれ、少しずつ体重が落ちていきます。**そして、夜はちみつ習慣を続けることで、減量に成功した体を維持できます。

食事制限や運動など、すでに何らかのダイエットにチャレンジしている人なら、夜はちみつ効果はさらに早くあらわれます。

私がそうだったように、頑張ってもなかなか落ちなかった体重がみるみる落ちていくことでしょう。

その理由を説明する前に、まずは、今日からでもはじめられる「夜はちみつ」ダイエットのやり方を紹介しましょう。

就寝30分～1時間前に大さじ1杯のはちみつを摂る。


基本ルールは、これだけです。

ただし、はちみつの量と摂るタイミングは守るようにしてください。

寝る前にはちみつを摂るのは、寝ている間のエネルギーを補充するのが目的です。少な過ぎるのもよくないし、多過ぎるのもよくありません。

目安は、大さじ1杯。はちみつの成分の約8割は糖分ですから、摂り過ぎると糖質過多で、ダイエットに逆効果になってしまいます。

また、はちみつを寝る前3時間とか、4時間前に摂ると、せっかく体内に取り込んだエネルギーが別の目的に使われてしまいます。というのは、**はちみつの糖分は、すぐにエネルギーとして使われるブドウ糖と果糖**だからです。


摂り方も難しく考えることはありません。

はちみつをスプーンに大さじ1杯分とり、口に入れる。なめるだけです。

甘いものが好きなら、これが一番。手間もかかりません。

甘いものが苦手とか、毎日はちみつをなめるのはちょっとという人は、**はちみつを白湯に溶かして飲む**という方法もあります。白湯を使ったほうがはちみつが溶けやすく、質のいいはちみつなら白湯に溶かすとさわやかな味わいになるので私は好きです。

ただし、白湯に溶かして飲むときは、お湯の温度に注意してください。

熱すぎるとはちみつの成分が壊れる可能性があります。はちみつは45度くらいから成分が変化していき、65度を超えると壊れるといいます。ダイエット効果が薄れるわけではありませんが、はちみつに含まれる健康効果の高い成分を失うことになってしまいます。

後ほど紹介しますが、「夜はちみつ」はダイエットだけでなく、健康にも効果があるのです。また、高温過ぎると、はちみつのせっかくの風味や香りもなくなります。

◯寝ているときに脂肪を燃焼したいなら、はちみつを摂って寝る

寝る前にはちみつをなめると、どうしてダイエットに結びつくのか？

それは、**睡眠中に必要なエネルギーを補充することで、寝ている間に脂肪をどんどん燃焼する状態をつくるから**です。


実は、私たちの体は、ぐっすり眠るだけでやせることができます。

やせるために好きな食べ物を我慢したり、苦手な運動をはじめたり、と涙ぐましい努力をしてもなかなか結果につながらないのは、**あなたの眠りの質が悪いからなのかもしれません。**


毎日しっかり眠れていますか？

もし、寝つきが悪かったり、眠れなかったりする日が多いなら、それがダイエットに成功しない理由の可能性があります。

睡眠をしっかりとると、寝ている間に体脂肪が燃焼します。

逆に眠らないと、食欲が生まれて食べてしまいがちです。

「やっぱり夜遅くまで起きていると、消費エネルギーが増えてお腹が空くんだ」なんて考えて食べてしまうと、体脂肪は蓄積されてしまいます。夜更かしするだけで食欲ホルモンが増えることを知っていないと陥りやすいミスです。

実は**寝るとやせる、寝ないと太る。これが私たちの体なのです。**

寝ている間にやせる秘密は、寝ると分泌される「成長ホルモン」にあります。

「寝る子は育つ」といわれるように、成長ホルモンは成長期の子どもの発育を促すことで知られるホルモンですが、大人も寝ると分泌されます。そして、起きているときに傷ついた骨や肌、筋肉など体の組織を修復し、再生する作業に携わっています。

そのため成長ホルモンは、「若返りホルモン」と呼ばれることもあります。

この睡眠中の修復・再生作業のエネルギーとなるのが、体の中に蓄えられている脂肪です。**夜は脂肪をエネルギー基質として利用しやすいので、私たちの体は、寝ているときに自然に体脂肪を消費するようになっています。**

脂肪のほかには、肝臓や筋肉に蓄えられているグリコーゲンもエネルギーとして使われます。グリコーゲンとは、体の中に入ってきた糖質から合成され、形を変えて保存されているものです。

ただし、寝ているときに脂肪が消費されるかどうかは、成長ホルモンがいかに効率よく分泌されるかどうかです。それに影響を与えると考えられているひとつが、インスリンによる糖代謝です。

極度に血糖が低下すると、血糖を上げようとして、すい臓からグルカゴン、ストレスホルモンのコルチゾールやアドレナリン、覚醒ホルモンのオレキシンなどが上昇して眠れなくなり、結果的に睡眠中の成長ホルモン分泌が抑制されます。

逆に高血糖になれば、成長ホルモンの分泌は抑えられて、過剰なインスリンによって脂肪が増えてしまいます。適度なインスリン分泌により成長ホルモンが効率よく分泌されなければ、脂肪を燃焼するための修復・再生作業は行われないのです。

そして**成長ホルモンが十分に分泌される大切な条件のひとつが、質の良い睡眠**です。

眠りには、レム睡眠とノンレム睡眠という周期があります。

レム睡眠は「Rapid Eye Movement」の頭文字からとられていて、急速眼球運動を伴う睡眠という意味です。脳が活発にはたらいている睡眠のため、脳に直結した眼球は動いているのですが、体は休んでいる状態です。ノンレム睡眠は逆に、脳が休息をとり体は活発にはたらいている状態です。

眠りについてから最初に訪れるのが、ノンレム睡眠。その次にレム睡眠。このノンレム睡眠とレム睡眠が、ひと晩で４、５回繰り返されるといいます。

ノンレム睡眠は入眠後がもっとも深くて長く、明け方に近くなるほど、浅く短くなります。レム睡眠は、明け方に近くなるほど長くなります。睡眠の前半で脳の休息、後半で体の休息をとっているのです。

レム睡眠のタイミングが長くなる明け方で記憶の調整がされているため夢をみていて、その途中で覚醒すると夢を覚えているという体験になります。

脂肪燃焼でより重要とされるのが、入眠後すぐのノンレム睡眠です。「徐波睡眠」と呼ばれる最初のノンレム睡眠のときは、体は適度に緊張して体の代謝が活発にはたらいています。このときに、しっかり深く眠ることができれば、睡眠の質を高められます。

成長ホルモンがもっとも分泌されるのも、この徐波睡眠のときで、寝ているときに分泌される量の7～8割が分泌されるといいます。そして就寝して3～4時間でピークに達します。

寝ている間に体脂肪を燃焼できるかどうかは、この3～4時間がとても大事になります。もっといえば、**寝ているときにやせられるかどうかは、眠り始めの最初の徐波睡眠が勝負といっていいでしょう。**

はちみつは、睡眠中の脳の活動エネルギーに最適

成長ホルモンをしっかり分泌するには、良質の睡眠のほかにもうひとつ条件があります。それは、**睡眠中に成長ホルモンを分泌するためにはたらく脳のエネルギーを、睡眠を妨げることなく補充しておく**ことです。

このエネルギー補充に最適なのが、はちみつなのです。

寝ているときの脳には、肝臓や筋肉に蓄えられているグリコーゲンがブドウ糖に分解され、エネルギーとして届けられます。

しかし、低炭水化物ダイエット中の人はグリコーゲンが枯渇している場合が多く、寝ているときのエネルギー源が不足して良質の睡眠を妨げ、成長ホルモンの分泌が阻

害されます。

逆に肥満傾向の人は糖質を摂り過ぎていることが多く、高血糖により成長ホルモンの分泌は抑制され、過分泌したインスリンによって脂肪が増えてしまいます。

体内に糖質が摂り込まれると、エネルギーとして使ったり、蓄えたりするために、すい臓からインスリンというホルモンが分泌されます。私たちの血糖値が一定に保たれているのはインスリンが正常にはたらいてくれているからです。

インスリンの基本的な作用は血糖を下げることですが、血糖を上昇させる他のホルモンと深い関係があり、脂肪燃焼に重要な成長ホルモンも血糖上昇作用があります。

血糖の変動は自律神経系に大きな影響を及ぼします。飽食時代の今は、大量の糖質を摂取することが珍しくなく、急激な血糖上昇による過剰なインスリン分泌が誘導されて血糖値が乱高下することで自律神経は乱れ、深い眠りを妨げる原因になります。

また、高血糖な状態は成長ホルモンの分泌を抑え、脂肪を増やす原因にもなります。

だからといって糖質を制限すると、今度は脳のエネルギーが不足してしまい、成長ホルモンを十分に分泌できなくなります。肝臓や筋肉のグリコーゲンが空っぽになると筋肉を分解してブドウ糖をつくりますが、間に合わなくなることがあるからです。

朝、目覚めたときに疲れがとれていないとか、頭がスッキリしないという人は、睡眠中に脳のエネルギーが不足している可能性があります。

糖質を摂り過ぎるのもよくないし、摂らないのもよくない。

そこで**寝る前の適切な糖質補充が大切になってくるのです。**

ここでもうひとつ注意することは、血糖値が急激に上がらないように補充することです。

たとえ少量の糖質摂取でも、精製された糖は吸収率が高いため血糖値が急上昇してしまいます。すると、それに反応してインスリンが過剰分泌され、摂取後の30分から1、2時間後に低血糖状態が生じてしまい、空腹感が生まれたり、自律神経が乱れるのです。

その点、**はちみつを摂ったときの血糖値の上昇はゆるやか。インスリンの分泌も安定しているので自律神経を刺激することはありません。**さらにいうと、はちみつに含まれる糖質は消化の必要がないにもかかわらず吸収がゆっくりしていて、すぐに安定してエネルギー利用することができます。

インスリンの分泌を一定に保ちながら、寝ている間に脳が必要とするエネルギーを補充する。それが、ぐっすり眠って体脂肪を燃焼するための食の条件。それを可能にするのが、スプーン１杯のはちみつなのです。

実は難しいはちみつ選び。理想は国産の天然はちみつ

ここからは、「夜はちみつ」のダイエット効果がさらに高くなるアドバイスをしていくことにしましょう。最初ははちみつの種類についてです。

○天然はちみつの見分け方

食品表示	「加糖」「精製」「加工」の表示があるのはNG。成分表示に人工甘味料が明記されているのもNG
透明度	透明度が低く、透き通っていないほうがいい
結晶化	温度が下がると白く結晶化する
香り	無臭のものは加工されている可能性がある
泡立ち	表面だけならいいが、持ち運んだときに液体部分まで泡立つのはよくない
価格	極端に安価なものは避ける

市販されているはちみつは、以下の3種類になります。

・純粋はちみつ
・加糖はちみつ
・精製はちみつ

純粋はちみつは、天然のはちみつ以外の材料を加えていないはちみつ。加糖はちみつは、天然のはちみつにブドウ糖や水あめなどを加えたはちみつ。そして、精製はちみつは、天然のはちみつを加熱した後に、釜などで脱色脱香したものです。

加糖はちみつや精製はちみつには、はちみつ本来の栄養分が含まれていないため、**「夜はちみつ」ダ**

イエットでは純粋はちみつを摂るようにしましょう。

ただし、「純粋はちみつ」と表記された商品でも、過度の加熱処理をされ加工されているものが多いので注意が必要です。加工度の低いはちみつは季節により味が変わります。いつ食べても同じ味というのも問題かもしれないので注意してください。

「夜はちみつ」を実践するなら、できるだけ国産で地元の信頼できる養蜂場のはちみつを選ぶようにしましょう。

○海外産と日本産はちみつの上昇推移

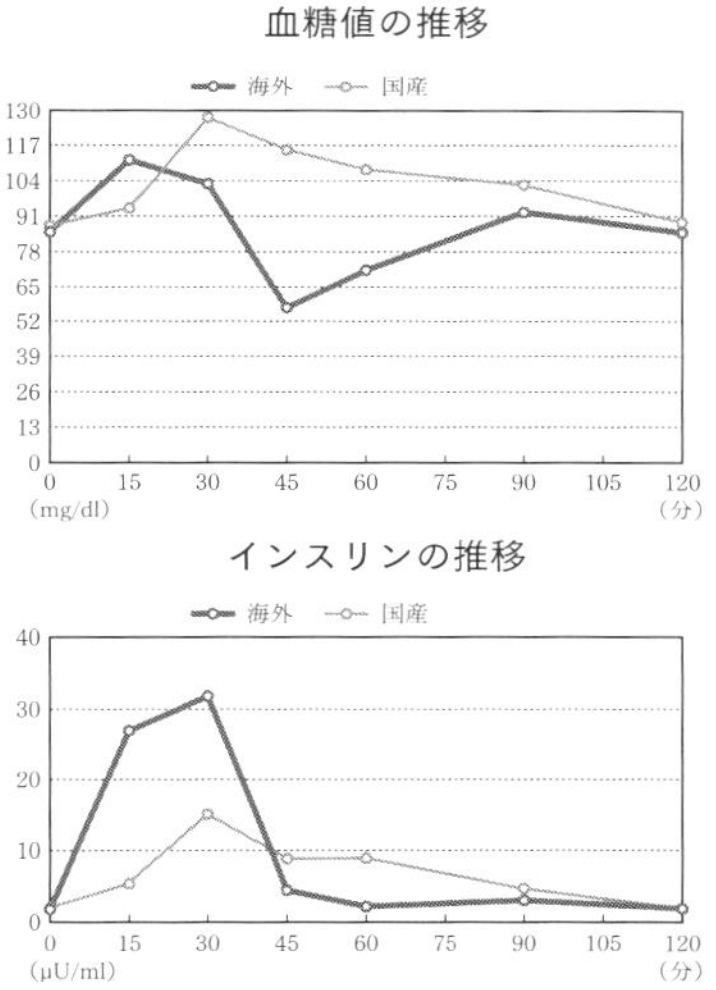

上のグラフは、ある海外産の純粋はちみつと日本産の純水はちみつをスプーン1杯摂った時に変動する血糖値とインスリン値の推移です。

海外産は日本産に比べ、摂取15分後

に血糖値が上昇し、それに合わせてインスリンの過剰な分泌が引き起こされ、血糖値は摂取30分後に低下しはじめますが、インスリンの過剰な分泌は続いています。すると摂取45分後に低血糖が引き起こされました。これがインスリンを過分泌させる食材による「反応性低血糖」という現象です。体は逆に血糖を上げなければならなくなります。これとは逆に、日本産は、ゆっくり血糖値が上昇して、それに合わせてインスリンもゆっくり分泌されています。摂った糖質を有効利用できているのです。

ある海外産のはちみつの結果からすべての外国産を論じることはできませんが、この実験でたしかなことは、国産の天然はちみつの血糖値はゆるやかに上昇するということです。これなら、安心して寝る前にはちみつを摂ることができます。

国産を推奨するのは、はちみつが生きたものだからです。外国産のはちみつを日本に持ってくるには、どうしても加工処理をしなければいけません。どんなに高級とされるはちみつでもそうです。

ドイツのビールをドイツで飲むのと日本で飲むのとでは違うように、はちみつも生きた酵素を死なせると効果が薄れる可能性は否定できません。味はともかく、ダイエットとしてはちみつを摂るなら、国産がベストなのです。

はちみつはカフェイン、牛乳・ヨーグルト、清涼飲料水と一緒に摂らない

はちみつの摂り方は、なめるか、白湯に溶かして飲むか。

ぐっすり眠ることを考えると、白湯以外にもリラックス効果を高めてくれる摂り方もあります。とくに香りと味の両方でリラックス効果が得られるハーブティーはおすすめです。

体を温める効果のあるショウガ湯や葛湯、それからノンカフェインの麦茶や黒豆茶、ゴボウ茶などもいいでしょう。ショウガなどをはちみつにプラスすると、睡眠だけでなく健康効果も期待できます（第４章を参照ください）。

実は、**アルコールも入眠効果があるので少量ならかまいません。**ただし、量が多くなると安眠を妨げることになるので注意してください。

はちみつと一緒に摂ってはいけないのが、カフェイン。

みなさんも眠気覚ましにコーヒーを飲むことがあると思います。最近はカフェイン入りの栄養ドリンクや清涼飲料水を飲む方が多いかもしれません。

カフェインが眠気を覚ますのは、眠りを誘う作用のあるアデノシンという成分のはたらきを抑制するからです。

寝る前にカフェインを摂れば、当然ながら眠りが妨げられます。

カフェインの影響力はみなさんが考える以上に長く、効果が半減するまでに、個人差はありますが4～5時間もかかります。

つまり、寝る前どころか、夕食後に飲んでも眠りを妨げる可能性があるのです。どうしてもコーヒーが飲みたいなら、午後5時くらいまでに飲むようにしましょう。

糖質をたっぷり含んでいる飲み物もインスリンの過剰分泌を招くので、夜はちみつには適していません。ジュースや清涼飲料水、それから意外と糖質が多い牛乳やヨーグルトなどもはちみつと一緒に摂らないようにしましょう。

ちなみに、牛乳はGI値が低い食品といわれます。GI値とは、食品ごとに血糖値の上昇度を示す指標として用いられ、低いほうが血糖値の上昇をゆるやかにするとされています。しかし、インスリンの反応性が加味されていないため、GI値が低い原因としてインスリンの過分泌が絡んでいる場合があり、牛乳の種類にもよりますが、インスリンの過分泌から急激に血糖が低下したものも存在する可能性があります。

そもそも、夜はちみつはあくまでも睡眠中のエネルギー補充が目的なので、はちみつに加えて糖質を摂ると、明らかに糖質過多。やせるどころか、太る原因をつくることになります。

◯「夜はちみつ」効果を高める夕食の5つのルール

寝る前にはちみつを摂れればやせるといっても、暴飲暴食していては、はちみつを摂るとさらにカロリー過多、糖質過多になってしまいます。

当り前のことですが、食事に関して気を配るのはダイエットの基本。とくに、活動量が減る夜の食事には注意が必要です。「夜はちみつ」の効果をさらに高めるために、以下にあげる夕食の5つのルールを守るように心がけてください。

ルール① 小麦粉を使った料理は控える

小麦粉はその名の通り、小麦を挽いて作られる穀粉のことです。主成分である炭水化物のほか、タンパク質や脂質などの栄養成分を含んでいます。

また、**小麦粉は炭水化物の占める割合が高いので要注意。**

約70〜80%を占める炭水化物のほとんどが糖質なので、血糖の急上昇からインスリンの過分泌を引き起こします。

小麦粉を使う料理には、バターやクリーム、オリーブオイルなど油がつきものですし、唐揚げやてんぷらは小麦粉の衣がたっぷり油を含んでいるので、どうしても高カロリーになりがちです。パンやケーキには、さらに精製糖が加えられて糖質の量が増えてしまいます。

ダイエットを成功させるには、小麦粉の摂取量をいかに減らせるかもカギなのです。

ルール② 加工食品は極力避ける

安くておいしくて簡単に食べられるのが加工食品。忙しい私たちの食を支えてくれる強い味方です。私もお世話になることがあります。

コンビニやスーパーで購入できる便利さから、毎日のように加工食品を食べている人もいるのではないでしょうか。インスタント食品やレトルト食品、弁当・総菜、調味料、お菓子など、多種多様な加工食品がありますが、ことダイエットとなるとおすすめできません。

加工食品に含まれる食品添加物には、味覚や食欲を刺激して、食べ過ぎを促す作用があるといわれています。また、加工食品は、食品会社が儲けるための商品なので、消費行動に訴えるために味覚を追求する傾向があります。必要な栄養がないがしろにされ、十分なカロリーを摂っていても必要な栄養素不足に陥りやすく、エネルギー代謝は滞り肥満につながる可能性があります

加工食品を完全に避けることはできなくても、減らすことはできると思います。食品添加物が少ない「無添加」のものを選び、時間があるときはできるだけ加工されていない新鮮な野菜や肉、魚を使って料理をつくるようにしましょう。

ルール③　炭水化物×炭水化物はNG

夜に炭水化物を摂り過ぎると、活動量が少ない夜はどうしてもエネルギーが余り、体脂肪として蓄積されます。

しかも、糖質が一気に体内に入ってくるとインスリンが過剰に分泌され、エネルギーとして使われる前に脂肪として蓄えられることになります。

夕食のときに避けたいのは、ご飯や麺類など2種類以上の炭水化物を同時に食べることです。「ラーメン＋チャーハン」、「ラーメン＋餃子」、「パスタ＋ピザ」、「フライドポテト＋ハンバーガー」……、私の地元・香川県では「うどん＋おにぎり」、「うどん＋ばら寿司」なんて組み合わせもあります。セットメニューでよく見かける組み合わせですよね。

この**炭水化物の食べ重ねは、肥満につながりやすい食べ方のひとつ**です。

大阪府の意識調査では、４人に１人がお好み焼きとご飯を一緒に「食べ重ね」する習慣があり、その回数が多い人ほど肥満傾向が高いという結果が発表されて話題となったこともありました。

厚生労働省・農林水産省が出している「食事バランスガイド」によると、炭水化物の1日の摂取量の目安は、3食分のトータルで約200〜280グラム。これは1食分で考えるとご飯1〜2杯、おにぎり2個、食パン2枚、うどん1杯、パスタ1皿くらいになります。

「うどんとご飯」「パスタと食パン」など炭水化物を重ねれば、あっという間にオーバーすることになります。

「夜はちみつ」でやせたいなら、炭水化物の食べ方は見直すべきポイントです。

ルール④　ビタミン、ミネラルは積極的に摂る

炭水化物や加工食品を控えながら、逆に摂ったほうがいいのがビタミンとミネラル。

現代人には、実は「栄養失調」が多いといわれています。

食生活の偏りによって栄養バランスが崩れて、カロリーの摂取量は足りているのに必要な栄養素が不足している人が増えているからです。

栄養素不足は太る原因にもなります。

私たちの体をつくる栄養素の中でエネルギー基質になる三大栄養素は「タンパク質」「脂質」「炭水化物」です。

炭水化物はエネルギー利用しやすいのですが、脂質とタンパク質を利用するためには、ビタミンやミネラルが欠かせません。不足すると脂肪やタンパク質の利用ができず糖質依存から抜け出すことができなくなり、炭水化物の摂り過ぎが生まれます。

そして、摂り過ぎて余った糖質エネルギーは、脂肪として体内に蓄えられることになります。

要するに、**ビタミン、ミネラル、そして筋肉を失わないようタンパク質をしっかり摂っておかないと、いつまでも「やせやすい体」にはならない**ということです。

とくにビタミンやミネラルは、普通に食事をしていても不足しがちな栄養素。体内では合成することができないため、日ごろから意識して摂ることが大切です。

ルール⑤　夕食は〝できるだけ〟寝る3時間前に食べる

夕食は寝る3時間前、理想をいえば4時間前までにすませるようにしてください。食べたものは口の中で咀嚼され食道を通って胃に運ばれます。実は口に入って咀嚼されるときから消化活動がはじまります。

消化にかかる時間は、食べ物の種類や量によって異なりますが、平均で3時間くらいといわれています。肉類や魚などのタンパク質や脂質の多い油ものなど、消化に時間がかかるものを多く摂取しているほど、食べ物が胃のなかに留まっている時間は長くなります。

食事をしてから消化が落ち着くまでの時間を考えると、良質の睡眠をとるには、夕食は寝る3時間前までに食べ終えておくのが理想的なのです。

また夕食の時間が遅くてはちみつを摂るまでに2時間もないと、安定しかけてきた血糖値を再び上げることになり、インスリンの過分泌を招く恐れがあります。

寝る直前の夕食は、ダイエットにとって最悪の食事です。活動量が格段に少なくなる夜にエネルギーをたくさん摂れば、当然、消費しきれずに脂肪として蓄積されます。また、体の修復・再生作業に使われるエネルギーが食べ物の消化活動に使われたり、体脂肪の燃焼ではなく脂肪新生に使われてしまいます。

忙しくて寝る直前でなければ夕食が摂れないとか、お腹がすいて眠れないというときは、夕食代わりにはちみつを摂るようにしましょう。夕食代わりのときは、大さじ1杯以上を摂ってもかまいません。

はちみつならインスリンの過剰分泌を招くこともないので、食事によって良質の睡眠を妨げることもなければ、成長ホルモンの分泌を阻害することもありません。

◯特別な日は、「夜はちみつ」はお休みしてもＯＫ

ダイエットが成功しない理由のひとつに、食事制限にしても、運動にしても続けられないことがよくあげられます。私もそうですが、人間はそれほど強くありません。ストイックになればなるほど、それが逆にストレスになり、たった一度できなかっただけであきらめることになります。

冒頭で話したように、「夜はちみつ」で、すぐに体重が激減することはありません。寝る前にはちみつを摂る習慣をつくることで、少しずつ脂肪を減らしていくのが「夜はちみつ」ダイエットです。逆に言うと、一度や二度、寝る前のはちみつを実践できなくても、大きなマイナスにはならないということです。

夕食の内容を見直しながら、寝る前にはちみつを摂る食生活に時間をかけて切り替えていく。それが結果的にダイエット成功につながります。

炭水化物を急に控えるようにしたり、加工食品を急に少なくしたりするのは、なかなか簡単ではありません。それに、仕事をしていればお付き合いで食事することもあります。家族や友人とのイベントなどで食事をする機会もあるでしょう。**誕生日や結婚記念日などの特別な日は、ダイエットのことを忘れて食事を楽しみたいものです。**

そういうときは、**「夜はちみつ」はお休みしてください**。そして、翌日からまた再開しましょう。そのくらいの気持ちではじめるほうが、「夜はちみつ」ダイエットは長続きします。

そういう私も、特別な日は「夜はちみつ」は実践しなくてもいいと決めています。

糖尿病と診断された人は、「夜はちみつ」が逆効果も

「夜はちみつ」は、誰でもはじめられ、効果のあるダイエット法ですが、医師から糖尿病と言われている方や、健康診断で「高血糖」と指摘されているにもかかわらず放置されている方は逆効果になる可能性があります。

なぜなら寝る前のはちみつは睡眠中のエネルギー補充とはいえ、糖質を摂ることになるからです。糖尿病の疑いが強い方が「夜はちみつ」を実践するときは、必ず食事制限を行ってください。血糖値を悪化させる可能性があります。

「夜はちみつ」を実践するときの注意点がもうひとつ。

それは、**1歳未満の赤ちゃんには、はちみつを絶対に食べさせないこと**です。

理由は、1歳未満の赤ちゃんには、はちみつに含まれる「ボツリヌス菌」に対する免疫力がないからです。

ボツリヌス菌は、自然界で最強といわれる神経毒のある細菌で、赤ちゃんの体内に入り込むと「乳児ボツリヌス症」を引き起こします。生後3週間~6カ月頃の乳児期が最も危険ですが、1歳未満までは発症するリスクが高く気をつけなければいけません。ボツリヌス菌は熱にも強いので、加熱処理をしていてもリスクは変わらないので注意が必要です。

生後1歳をすぎて離乳食が終わるころになると、ボツリヌス菌が体内に入ってきても発症しなくなります。

2017年には日本国内で初めて乳児ボツリヌス症による死亡例が確認されているので、小さいお子様がいる家庭では注意してください。自分のダイエットのためのはちみつですが、子どもが1歳になるまでは絶対に与えないようにすることです。

第2章

やせたいなら、はちみつを摂って寝る

良質な睡眠こそが成功するダイエットの近道

この章では、「夜はちみつ」で食生活を改善し良質の睡眠につなげることがいかに大切かについて話していくことにしましょう。

ダイエット方法としてよく知られるのは、食事療法と運動療法だと思います。食事療法なら糖質制限やカロリー制限、運動療法ならジョギングやウォーキング、エアロビクスなどの有酸素運動が代表的なところでしょうか。

食事療法や運動療法がダイエットに効果があるかと問われると、間違いなくありますというか、**食事療法と運動療法はダイエットの2本柱です**。取り組んでいなければはじめる必要があるし、現在取り組んでいる方はそのまま続けてください。睡眠を取り入れて3本柱にするのです。

「夜はちみつ」と併用すると、すぐに効果があらわれるようになります。

私も実践しましたが、食事制限によるダイエットは、だれもが短時間で体重を数キロ落とすことができると思います。太るかどうかの方程式は簡単です。体内に入ってきたエネルギーから消費エネルギーを引いてプラスになれば太るし、マイナスになればやせます。

入ってくる量を減らせば、必然的に体重は落ちます。ですから、極端な食事制限をするとやせます。しかし体を壊しては意味がありません。ダイエットは明るい未来のためです。

ダイエットが成功したと言えるかどうかは、体重が落ちはじめてからです。

わずかな減量に成功しても以前の食事に戻し、運動を中断すれば、すぐに元の体重に戻ります。それどころか、減量時に基礎代謝量も減っていれば、減量前と同じ食事量でも、以前より太ってしまうことになります。リバウンドといわれる現象です。

目標体重まで、あと数キロ。私も経験しましたが、これがたいへんなのです。

同じように食事制限しても、運動量を増やしても、なかなか体重が落ちてくれません。「こんなにがんばっているのに、これ以上どうしてやせないの？」。私のクリニックを訪れる患者さんからも、よく聞かされる言葉です。

食事制限をしても、運動を心がけても、減量に行き詰まるのは、睡眠の質が悪い可能性があります。

睡眠とダイエットにはとても深い関係があります。

睡眠時間が不足したり、睡眠の質が悪いと、成長ホルモンの分泌が悪くなって脂肪が燃焼されないだけでなく、太りやすい体をつくることになるのです。

睡眠不足が続くと太りやすい体になる

睡眠に関しては、昨今研究が進んでいる分野で、その重要性が改めて注目されています。そのなかで睡眠と肥満の関係も少しずつ明らかになってきました。

肥満者の増加は、日本のみならず世界中で問題になっていて、肥満による健康問題はメタボリックシンドロームからつづく数々の生活習慣病への進展をすすめています。そして、世界中の人々は眠らなくもなっています。肥満と同様に睡眠時間は年々短くなっていることから、短時間睡眠と肥満の関連性を研究した報告が多数出てきました。

アメリカのシカゴ大学の研究グループが２００７年に発表したレビュー報告をみると、短時間睡眠により糖代謝は悪化して、食欲を調整するホルモンは乱され、代謝は低下して肥満リスクが高くなるという結果が出ています。

子どもに関して言えば、日本からも２００８年に富山出生コホート研究の報告があり、短時間睡眠は肥満と関連する結果が示されています。

アメリカのケース・ウエスタン・リザーブ大学の看護師を対象として16年間追跡した疫学調査をみても、７時間睡眠に比較して５時間睡眠では１・14キロも体重が重いという結果がでています。

このように**睡眠不足で太る体をつくる理由のひとつに、食欲をコントロールするホルモンの分泌の異変があります。**

食欲やエネルギーバランスをコントロールするホルモンの中で鍵となるのがレプチンとグレリンです。レプチンは脂肪細胞から分泌されるホルモンで、脂肪が増ると分泌が増えて食欲を抑えます。グレリンは食事量が減ると胃から分泌されて強い食欲をもたらします。極言すれば、**レプチンがやせるホルモンで、グレリンが太るホルモンというわけです。**

この2つのホルモンの分泌と睡眠時間の関連性も複数報告されており、7、8時間の睡眠時間を基準にすると、5、6時間の短時間睡眠になれば、肥満との関連性がみられるようになります。アメリカのスタンフォード大学の研究によると、睡眠時間5時間の人は8時間の人に比べて、レプチンの分泌量は15・5％減り、グレリンの分泌量は14・9％増える結果でした。

睡眠不足と肥満の関連を調べた世界中の横断研究（2歳〜102歳までの63万4511人対象）をメタ解析した報告によると、成人の場合、睡眠が1時間短縮するとBMI値（肥満度を表す指標。体重（kg）÷身長（m）の2乗で、日本人の場合は25以上で肥満）が0・35上昇するという結果になりました。
これは、身長178センチの人なら、体重1・1キロ増えることになります。

やせたいなら早寝早起きを習慣にする

成長ホルモンを十分に分泌するには眠りについてからの3〜4時間が大切だと話しましたが、その時間帯も重要なポイントです。

睡眠は、午後10時〜午前2時までの4時間がゴールデンタイムといわれています。というのは、睡眠を促すメラトニンというホルモンのはたらきが高まる時間帯だからです。ゴールデンタイムにノンレム睡眠に入れば、たくさんの成長ホルモンが分泌されるので、それだけ体脂肪が燃焼されることになります。

とはいえ、現実的にはなかなか午後10時に寝るのは難しい人が多いと思います。それでもあきらめることはありません。先ほど話したように、大事なのは、徐波睡眠です。つまり、午後10〜午前2時までに、成長ホルモンの7〜8割が分泌されるノンレム睡眠に入ることができれば、ダイエット効果が期待できるというわけです。

深夜まで仕事を続けて昼近くまで寝るなら、早く寝て、朝早く起きてから仕事をする。たとえば4時間しか眠れないなら、午前3時に寝て午前7時に起きるより、午後10時に寝て午前2時に起きるほうが圧倒的にダイエットには効果があります。

やせたいなら、早寝早起き。

ダイエットを成功させたいなら、睡眠を前倒しすることです。

夜更かしするとエネルギーバランスの不調で過度な食欲が

夜に起きていると、エネルギーバランスに関係なく、食欲が上がります。

コロンビア大学の研究によると、7〜9時間寝ていた人を5日間の4時間睡眠にしたところ、5日目の摂取カロリーは約300キロカロリー増えていました。また、ペンシルベニア大学の研究をみれば、徹夜したグループと眠ったグループを比較したところ、徹夜したグループは、その夜に摂取したカロリーが約200キロカロリー多かったという結果もあります。毎晩、遅くまで起きていると知らないうちにこれだけのカロリーオーバーが続くわけです。それは太ります。

起きていて活動するからお腹が空くわけではありません。満足を感じるレプチンの分泌は減って、**食欲を増進させるグレリンの分泌が増えているため、食べたくなる**のです。

また、寝ないことで翌日の食事量は増え、食に対する意思決定も変化します。先ほどのペンシルベニア大学の調査によると、徹夜したグループは、徹夜した翌日の食事量が600キロカロリーも増えるという結果で、タンパク質を多く摂っていました。この行動は男女で差があり、代謝ホルモンのかかわりから食行動への影響などが考えられています。

体に悪い、太るとわかっていても食べてしまう。

やはり、やせたかったら、寝るべきなのです。

やせたいなら朝の太陽を浴びる

「夜はちみつ」で体脂肪を燃焼し、太らない体をつくるには、とにかくぐっすり眠ることです。良質の睡眠がとれるようになると、「夜はちみつ」効果はさらに高くなります。そこで、深く眠るための方法をいくつか紹介することにします。

私たち人間だけでなく、地球上にいる生物はすべて、地球の自転に合わせた24時間の明暗周期の中で生きています。私たちは「サーカディアンリズム（概日リズム）」と呼ばれる体内時計を持っていて、この24時間の明暗周期に同調させています。人間の体内時計は25時間ぐらいの周期（暗室実験では24時間に近いという考えもあります）で、明暗の時間が変化する季節にも合わせるために、毎日、体内時計と24時間の明暗周期のズレを修正する必要があります。

体内時計をリセットしてくれるのが、自然の光です。

私たちは、毎朝、自然の光を浴びることで、体内時計を修正しているのです。

体内時計がリセットされることで、私たちは夜になると眠くなります。眠気に襲われるのは、睡眠を促すメラトニンというホルモンが分泌されるからです。メラトニンが分泌されるのは、太陽の光を浴びてから約15時間後。つまり、朝7時に浴びると、午後10時には眠くなるということです。

ちなみに、雨や曇りで太陽が見えなくても、体内時計のズレを修正する光の成分は、脳に届いています。太陽は見えなくても、外に出て浴びる光のほうが、晴れた日の明るいオフィスの窓際で浴びる光より強いのです。

天気が悪い日は外に出たくないかもしれませんが、屋内にいると体内時計はズレたまま。嵐の日は控えたほうがいいですが、普通の雨降りや曇りなら外に出ましょう。

朝の空気に触れると、光を浴びて体内時計のズレを修正するだけでなく、身が引き締まってリフレッシュ効果があります。ゴミ出しでもいいし、軽く背伸びするだけでもいいので、朝はできるだけ外に出るようにしましょう。

ぐっすり眠りたいなら、まずは朝起きたらカーテンを開けて太陽の光を浴びることです。ダイエットの成功は朝からはじまるのです。

夜スマホはダメ！　メラトニンのはたらきが鈍り肥満につながる

睡眠にとって良い光もあれば、悪い光もあります。

とくに注意してほしいのが、日が暮れてからの光です。日本家屋は明るい光を好む傾向があり、ＬＥＤ灯や蛍光灯でも昼光色や昼白色の灯りを使って部屋を明るくすることが多いのですが、明るい白色系の灯りは身体に緊張や興奮をもたらし眠気が生じにくくなります。

夕食後はメインの明るい灯りを消して、間接ライトやランプなど電球色の温かみある灯りに切り替えてリラックスするといいでしょう。

そして一番避けなければならない光が、パソコンやスマートフォンの画面から発せられるブルーライトです。ブルーライトは、可視光線（人間の目で見える光）のなかでもエネルギー値が高く、画面が小さいほど光の設定が強くなっているといいます。**ブルーライトが睡眠にとって悪いのは、睡眠ホルモンであるメラトニンの分泌を抑えるから**です。メラトニンの分泌が鈍れば、ぐっすり眠れなくなります。

スマートフォンを枕元に置いておくのもおすすめしません。寝ているときに着信通知がないように設定しておけばいいのですが、未設定だと寝ているときも着信が知らされます。

メールやSNSを開いて読んでしまうと交感神経が刺激され、成長ホルモンの分泌を止めてしまうことにもなります。

スマートフォンを手放せないのはわかりますが、寝るときくらいは別の場所に置いておくことです。アラーム機能を使っている人は、夜間に通知がこない設定にし、寝る直前まで画面を見ないように心がけましょう。枕元に置くなら、眠りに落ちるまでSNSやユーチューブの動画を観るのではなく、ラジオを聴くのはどうでしょうか。それだけで、ぐっすり眠れる環境をつくることになります。

湿度は50%前後、エアコンの風は直接体に当てない

ぐっすり眠るためには、眠る環境も大切です。とくに眠っているときは体が無防備になるからです。無防備になる時間を過ごす寝室を家の中で一番快適な空間にすることが睡眠の質を改善させるために必要不可欠です。

たとえば部屋の温度ですが、アメリカ国立睡眠財団（NSF）が推奨するのは18度前後です。12度以下、または24度以上になると睡眠が妨げられるといいます。フランスのリール大学病院の研究によると18～19度が気持ちよく眠れる温度だといいます。

快適に眠るためには湿度も大切です。理想は50%前後といわれています。加湿器を使うと便利ですが、観葉植物を置いたり、濡れたタオルをハンガーにかけて干してお

くことでも調節できます。

夏の温度調節にはエアコンを利用することになると思いますが、長時間の利用を避け、風が体に直接当たらないようにしましょう。同じところばかりに直接風が当たり続けると、血液循環が悪くなったり、自律神経が乱れて体温調節機能が損なわれる可能性があります。

良質な睡眠のための最後のアドバイスは、寝るときの部屋の明るさです。

睡眠ホルモンであるメラトニンは、暗ければ暗いほど分泌されるという特性があります。逆に明るいと分泌が抑制されます。

理想は、部屋の明かりはすべて消して真っ暗にすることです。真っ暗に抵抗がある人は、せめてメラトニンが分泌されやすい暗さにすることです。その暗さはＤＬＭＯ（メラトニン分泌開始照度）と呼ばれ、個人差がありだいたい50ルクス以下で1時間くらい。夕暮れどきのほの暗さに近いといわれています。

寝る前に大さじ1杯のはちみつを摂ると、食の面からの良質の睡眠をとる準備は整います。それに加えて、眠りやすい環境をつくる。これが、「夜はちみつ」の効果をさらに高めます。

睡眠の質が悪くなると、脂肪が燃焼できないだけでなく、体のあらゆるところに不調があらわれてきます。集中力が続かなかったり、疲れが抜けなかったり、些細なことでイライラしたり、**高血圧や糖尿病、動脈硬化などの生活習慣病のリスクを高めたり、ある研究によると認知機能を低下させるという報告**もあります。

「夜はちみつ」が習慣になって睡眠が改善されると、こうした症状やリスクを軽減できることにもなります。

第3章

減量成功！
「夜はちみつ」体験談

6人中5人が、「夜はちみつ」で減量に成功 夕食ルールの大切さも再確認

今回、4週間の「夜はちみつ」ダイエットを体験していただいた方は6人です。4人は私がはじめてダイエット指導する方で、2人はこれまで指導していた食事療法に夜はちみつを加えていただきました。

結果はというと、**6人中5人が減量に成功しました**。しかも、脂肪量が減り、お腹まわりもすっきりしました。今回のチェック項目には体重や脂肪量だけでなく、インスリン抵抗性や成長ホルモンの分泌能などもありましたが、すべての項目がおおむね改善。改めて夜はちみつ効果を実感することができました。

それから、寝る前にはちみつを摂るだけでなく、第1章で紹介した夕食のルールの大切さを再確認することもできました。結果がでなかった1人は、いつもの食事にはちみつを摂る習慣を追加しただけだったからです。

それでは6人の「夜はちみつ」体験の結果を紹介しましょう。

※脂肪量はInBody 720 Body Composition Analysisで測定しています。

Case 1		
	体重	－2.4kg
	脂肪量	－1.1kg
	腹囲	－7.4cm

お腹まわりがスッキリしてびっくり

「夜はちみつ」ダイエットのいいところは、なんといっても簡単なところです。私は60度くらいの白湯にはちみつを入れて摂りました。何を食べてもぷくぷく太るので困っていましたが、頑張ればやせられるんですね。**お腹まわりが驚くほどスッキリ**しました。食事に工夫しながら、これからも続けていきたいと思います。

田井のコメント

彼女はモニター期間に年末年始が入っていたので年始は少しリバウンド気味になりましたが、その後順調に体重低下がみられました。糖尿病予備軍だった彼女は、「夜はちみつ」ダイエットと食事の適正化で糖尿病のプロファイルも改善しました。

■吉見頼子さん（70歳）

Before

体重 67.0kg
脂肪量 27.7kg
腹囲 102.0cm

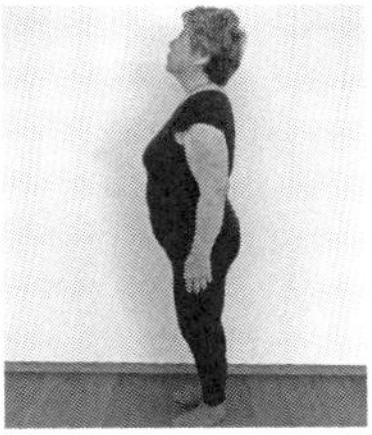

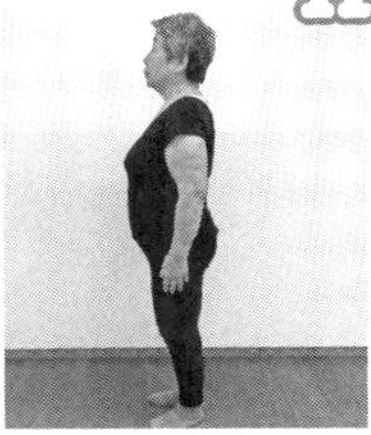

After

体重 64.6kg
脂肪量 26.6kg
腹囲 94.6cm

Case 2

体重	－4.3kg
脂肪量	－2.7kg
腹囲	－2.0cm

体重計に乗るのが楽しくなりました

ひざの痛みをやわらげたくてやせたいと田井先生に相談してすすめられたのが、「夜はちみつ」ダイエットでした。これまでダイエット経験がなかったので最初は不安でしたが、体重計の数値が少しずつ減っていくので驚きました。**はちみつを白湯に溶かして飲むだけ**なので、これなら続けられそうです。

田井のコメント

初めての食事療法だったので、体重が減り始めたことが嬉しかったようで、食生活の変化を続けてくださいました。食事の適正化で中性脂肪は劇的に低下。体脂肪量が低下したことからインスリン抵抗性も劇的に改善しました。

■田中直美さん（仮名・69歳）

Before

体重 58.2kg
脂肪量 21.9kg
腹囲 85.0cm

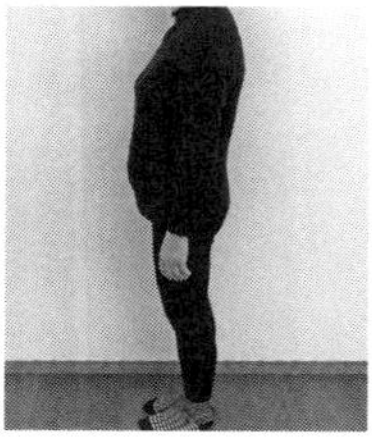

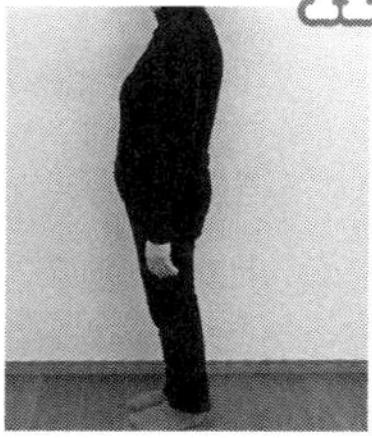

After

体重 53.9kg
脂肪量 19.2kg
腹囲 83.0cm

Case 3

体重	−1.0kg
脂肪量	−0.6kg
腹囲	−5.3cm

はちみつでよく眠れるようになった

体重を含めて健康診断の数値が上がったので、ダイエットに再挑戦。これまでリバウンドを繰り返していたので不安でしたが、いまも続けられています。数値的にはもう少しやせたいところですが、はちみつを摂るようになって**よく眠れるようになったし、疲れにくくなった**し、それがなによりうれしいことですね。

田井のコメント

年末年始は食事療法をしないという宣言があったので年始に少しリバウンドしましたが、最終的に少し軽減しました。「夜はちみつ」ダイエットに加えて食事をしっかり見直すと中性脂肪値は改善されます。見た目以上に検査値は改善しました。

■酒井京子さん　（仮名・67歳）

Before

体重
64.4kg
脂肪量
27.7kg
腹囲
96.5cm

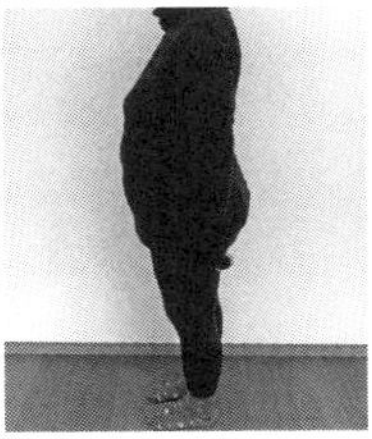

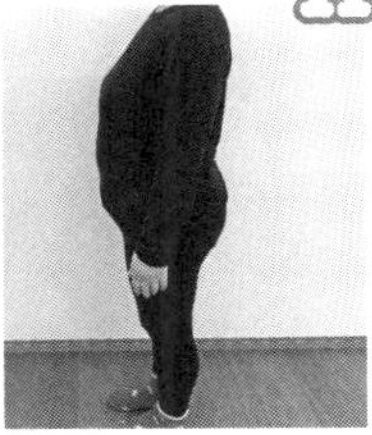

After

体重
63.4kg
脂肪量
27.1kg
腹囲
91.2cm

Case
4

体重	−5.4kg
脂肪量	−3.4kg
腹囲	−6.1cm

体重減だけでなく肩こりも軽減

ダイエットに興味はありましたが、ずぼらで面倒くさがりなので続けらないと思っていましたが「夜はちみつ」なら続けられますね。私は、はちみつを白湯に溶かした後、レモン汁やショウガ汁などを加えて飲んでいました。体重が減っただけでなく、**肩こりが軽くなりました。いびきも少なくなった**といわれています。

田井のコメント

「夜はちみつ」ダイエットを始める前はかなり乱れた食習慣をしていたので、「夜はちみつ」と食事の適正化でかなり体重が減少しました。インスリン抵抗性が改善したのは、体脂肪量が大きく減ったからだと思います。

■荒木智之さん　(仮名・32歳)

Before

体重
90.0kg
脂肪量
30.9kg
腹囲
107.5cm

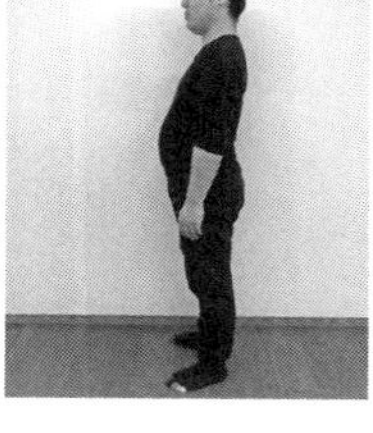

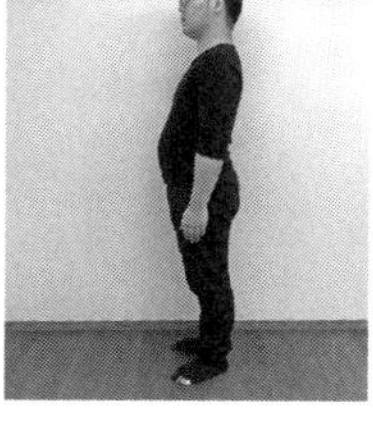

After

体重
84.6kg
脂肪量
27.5kg
腹囲
101.4cm

Case 5

体重	－1.5kg
脂肪量	－2.4kg
腹囲	－2.0cm

なかなか落ちなかった体重が減った

寝る前に甘いものを摂るなんて。田井先生から**「夜はちみつ」ダイエットを聞いたときは半信半疑よりも、信じられませんでした。**ところが、驚くほどぐっすり眠れるようになって、寝覚めもよくなって、なかなか落ちなかった**体重も少しずつ減ってきた**んです。眠れるのがうれしくて、いまは早い就寝を心がけています。

田井のコメント

既に食事療法に取り組んでもらっていたので、「夜はちみつ」を加えて睡眠の質改善を狙いました。今まで減らなかった体重が少し減って、どうしても減らなかった脂肪量が29kgから26・6kgに。体重ももう少ししたら70kg以下になると思っています。

■村上加奈子さん（仮名・44歳）

Before

体重
72.4kg
脂肪量
29.0kg
腹囲
91.0cm

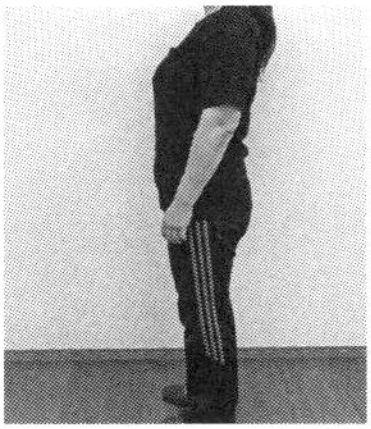

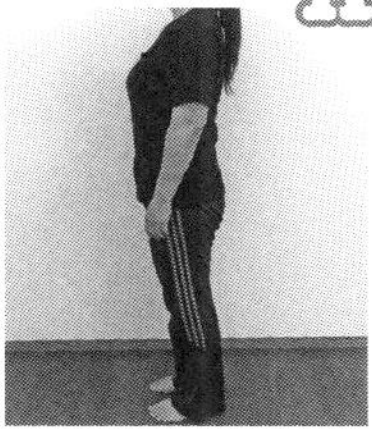

After

体重
70.9kg
脂肪量
26.6kg
腹囲
89.0cm

Case 6

体重	＋ 0.1kg
脂肪量	± 0kg
腹囲	− 2.5cm

お腹まわりが少しだけスリムに

私ははちみつをそのままなめるようにしていました。体重も脂肪量も減らなかったのは、田井先生から指導された夕食のルールを守れなかったのが原因だとわかっています。それでも**お腹まわりは少しスリムに**なりました。もう少し頑張って結果を出したいと思っています。継続あるのみのですね。

田井のコメント

「夜はちみつ」は続けくれましたが、食習慣の改善まではできなかったそうです。いつもの食事にはちみつを加えただけ。それでも体重や脂肪量に変化なく腹囲は少し減りました。**健診でいつもひっかかる尿酸値も低下していました。**

■佐藤明夫さん　（仮名・45 歳）

Before

体重
75.8kg
脂肪量
25.7kg
腹囲
99.0cm

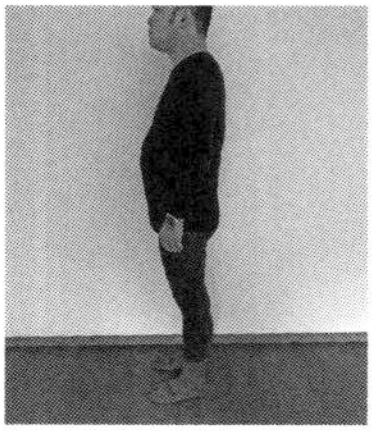

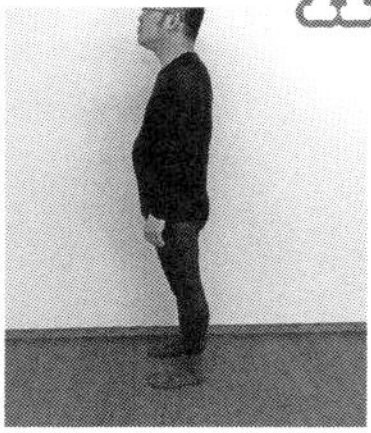

After

体重
75.9kg
脂肪量
25.7kg
腹囲
96.5cm

第4章

はちみつ＋1で
やせながら健康になる

◯欧米では、はちみつは民間療法の良薬である

「夜はちみつ」ダイエットは、寝る前にはちみつを摂ることで、寝ている間に脂肪をどんどん燃焼してやせる方法ですが、いつもの食生活で使っている**砂糖をはちみつに置き換えるだけでもダイエットになります。**

ある研究によると、はちみつ70gを250ミリリットルの水に溶かして毎日30日間摂り続けても、体重は増えるどころか少し減って、体脂肪も体脂肪率も減少し、中性脂肪や悪玉コレステロールの値が改善したという報告もあります。

また、はちみつは、果糖やブドウ糖などの単糖類で80%を占めていますが、その他に180種類以上の化合物を含んでいて、それらには花や花粉、そしてハチ由来のビタミン、ミネラル、タンパク質、酵素、そしてファイトケミカル（植物由来の化合物）が含まれます。

つまり、**はちみつはダイエットだけでなく、上手に活用すると健康効果が得られる**

食材といえます。そもそもはちみつは、古来より自然治癒力を高める薬として世界各地で親しまれてきました。

日本ではどちらかというとパンケーキなどお菓子にかけたり、飲み物に入れたり、甘さを楽しむ嗜好品としてのイメージがありますが、**欧米諸国では「はちみつは体によいもの」という考えが浸透しており、民間療法の常識**としても知られています。

はちみつのヨーロッパにおける歴史はとても古く、8000年以上前のスペイン、バレンシアの洞窟に、人間がミツバチの巣からはちみつを採集する姿が描かれています。また、紀元前3000年頃のエジプト貴族の墓穴には、壺に入れたはちみつをファラオ王に献上する姿が描かれていて、この時代から養蜂がはじまっていたことがうかがえます。

ヨーロッパでも、最初は甘味料としてはちみつを利用していたようですが、長い歴史のなかで治療薬としても重要な役割を果たすようになっていきます。

古代エジプトでは、はちみつの豊富な栄養や薬効がすでに認められており、古代インドでは、はちみつが信仰と治療に使われていたという記載が４０００年以上前の古代文書にありました。さらに古代エジプト人は、はちみつを甘味料だけではなく、土葬をするときに遺体を保存するために使用していました。

また、古代ギリシャにおけるはちみつは神から与えられた霊薬とされ、西洋医学の祖であるギリシャの医学者ヒポクラテスもその治癒力を称賛しています。

このように、病気やケガの万能薬として重宝されてきたはちみつの効能や治療法は代々受け継がれ、国や地域によってさまざまな民間療法として伝えられてきました。西洋医学が発達した現在でも、欧米の家庭では健康や美容のためにはちみつを利用する昔ながらの習慣が、当たり前のように息づいています。

はちみつは豊富な栄養素が摂れる総合栄養食品

はちみつの原料は、ミツバチが集めた栄養たっぷりの花の蜜や花粉です。

ミツバチが訪れる植物の種類は世界中に数千種類もあるといわれ、日本でもアカシアやレンゲ、みかん、トチ、クリ、ソバなどバラエティ豊か。１種類の花から採れたはちみつもあれば、たくさんの花から集めたはちみつもあり、どの花から採取されたかによって味や香り、色などが違っています。

はちみつの成分の約80％は、糖質になります。

はちみつの糖質は、先ほども話しましたが消化分解する必要のない果糖とブドウ糖という単糖類が主成分でありながら、はちみつの他の成分の影響から吸収がゆっくりしています。それでも体内に吸収されるとすぐにエネルギーとして使えるため、**胃腸に負担をかけずに効率的に栄養補給**ができます。

はちみつの栄養素はこれだけではありません。

ミツバチは花畑を往復しながら花の蜜や花粉を持ち帰りますが、糖質以外に植物由来の化合物を一緒に運んできます。そのため、**はちみつには健康や美容によいといわれる成分が180種類以上も含まれている**のです。


それらにはビタミン類、ミネラル類、タンパク質、アミノ酸、酵素、そしてファイトケミカルが含まれます。

ビタミン類には豊富なビタミンCに加えて、ビタミンB1、ビタミンB2、ナイアシン、パントテン酸、ビタミンB6など、ビタミンBコンプレックスが含まれています。ビタミンには体内で有効に作用する「活性型」、作用しない「非活性型」の2種類ありますが、**はちみつに含まれるビタミンは、90%以上がしっかりはたらく活性型**といわれています。

さらに、カルシウム、カリウム、銅、鉄、マグネシウム、マンガン、リン、ナトリウム、亜鉛、セレンなど現代人が不足しがちなミネラル類も含まれ、生理活性のあるタンパク質や酵素、グルコン酸やファイトケミカルなど、はちみつには体の機能をサポートしたり保護する有効な成分がぎっしりと詰まっています。

これらの栄養素は、体のなかで互いに協力しあってはたらく性質もあるため、さまざまな生理機能活性をもつはちみつは、理想的な総合栄養食品といえます。

体の酸化を防いでアンチエイジング

はちみつは、美しさを維持するための栄養素が豊富に含まれていることから、「食べる美容液」と呼ばれることもあります。


世界では数千年前からはちみつが化粧や美容に使われていたといわれ、絶世の美女として有名な古代エジプトの女王クレオパトラが、肌や髪を美しく保つためにはちみつを愛用していたという有名な話も残されています。

また、古代ローマ帝王ネロの妻ポッパエアも、はちみつとロバの乳を混ぜたローションを使ってスキンケアをしていたという逸話もあります。

美容効果のあるはちみつの成分として見逃せないのは、ファイトケミカルです。ファイトケミカルのファイトは「戦う」という意味ではなく、「植物性」という意味で、植物が持つ色素や苦味、渋みの成分です。

動くことのできない植物自身が外敵から身を守るために生成している化合物で、自然界に何千種類も存在しているといわれ、強い「抗酸化作用」があることで注目を集めています。

はちみつに含まれるファイトケミカルの主要成分は、フェノール酸とフラボノイドで、はちみつの種類により多彩なバリエーションがありますが、この強力な抗酸化作用による健康への影響が最近注目されています。

抗酸化作用とは、「活性酸素を除去して体の酸化を防ぐはたらき」です。

私たちは呼吸をするときに酸素を取り入れていますが、このうち約2％は活性酸素になり、強い酸化力で体内に侵入してきたウイルスや細菌から体を守っています。しかし活性酸素には、過剰に発生すると自分自身も攻撃するようになるという特徴があります。

これがいわゆる「体の酸化」という現象です。

体が酸化するということは、体の老化がすすむということです。肌が酸化すると、肌の弾力が低下してシミやシワが増えます。血管が酸化すると、動脈硬化がすすみ脳梗塞や心筋梗塞のリスクが高まります。また、酸化ストレスは発がん性を高める原因にもなっています。

活性酸素の過剰発生の原因は、紫外線やストレス、喫煙、飲酒、食生活の乱れ、加齢などが挙げられます。人間は生まれつき活性酸素に対抗する力を持っていますが、そのはたらきは年齢とともに弱くなっていくため、体の酸化は避けられなくなります。

そこで求められるのが抗酸化作用のある食材です。そのひとつが、はちみつなのです。**はちみつを摂れば、その強い抗酸化能力で活性酸素の増え過ぎを抑え、老化現象を遅らせることができます**。

また、はちみつは保湿性や殺菌力、浸透力にも優れているので、**食べるだけでなく、**

肌に塗ってスキンケアに活用することもできます。とくに、肌の乾燥やかさつきの予防や改善効果があります。

はちみつはのどの痛みや咳を止める

はちみつは、古くから民間療法の咳止めとしても活用されてきました。

民間療法というと「本当に効くの？」と疑う人もいるかもしれません。しかし、近年では科学的にも研究が進み、**「はちみつには咳止めの効果がある」ことをWHO（世界保健機構）も認めています。**

アメリカのペンシルベニア大学の研究チームが行った研究によると、一般的な咳止めの市販薬よりも、はちみつを飲むほうが咳の緩和に効果があるという結果が出ています。

また、イギリスの政府機関でもある英国国立医療技術評価機構（NICE）と英国公衆衛生庁（ＰＨＥ）が共同で発表した上気道感染症（鼻からのどにかけて起こるウイルス性の風邪）ガイドラインでも、のどの症状を緩和するためにはちみつの使用を勧めています。

はちみつが、のどの痛みや咳に効く大きな理由は、その強い殺菌力にあります。

古来よりキズの治療や防腐剤に使用されるほど優れた効果が認められてきたはちみつの殺菌力は、風邪のウイルスにも威力を発揮します。

一般的に風邪は、のどや鼻などを守る粘膜の免疫力が低下してウイルスや細菌に感染しやすくなることで引き起こされます。はちみつの持っているグルコースオキシダーゼによって作り出された酸度の強いグルコン酸や過酸化水素により、粘膜に存在するウイルスや細菌に対して強い殺菌作用がはたらきます。

また、はちみつに含まれる抗酸化作用のあるファイトケミカルであるフェノール酸やフラボノイドも免疫を強化し、自然治癒力を高める効果も期待できます。

江戸時代の日本では、大根を小さく切ったものをはちみつ漬けにしてなめる「はちみつ大根」が、のどの痛みや咳に効く風邪薬の代用品として広く利用されていたそうです。

また、はちみつ水を利用した「うがい薬」や、はちみつを湯に溶かしてレモンやしょうがを加えて飲む「はちみつ湯」も、のどの痛みや咳の症状に有効な方法として知られています。

はちみつは腸内環境も整える

はちみつは、胃腸の薬としても重宝されてきました。**古代ヨーロッパでは下痢や便秘の症状に処方されていた**といわれ、**インドの伝統医学「アーユルヴェーダ」でも口内炎や胃炎、腸の調子を整えるためにはちみつを飲む**ことがあるそうです。

私たち人間の腸には数え切れないほどの細菌が棲息していて、健康によいはたらきをする細菌のことを善玉菌、悪い影響を与える細菌を悪玉菌と呼びます。それぞれの菌がさまざまな割合で混ざり合い、誰ひとりとして同じ細菌構成を持っていない腸内細菌叢をつくっています。

善玉菌の代表がビフィズス菌や乳酸菌で、食べ物を分解して消化吸収を助けたり、免疫力を高めたりしています。悪玉菌は腸内の老廃物を腐敗させて病気の原因となる有害なガスや物質をつくりだしています。

健康な腸内環境であれば善玉菌が悪玉菌よりも優勢になりますが、バランスが崩れ悪玉菌が増え過ぎると腸内環境が悪化し、便秘や下痢、免疫が乱れて腸炎になるし、肌荒れや肥満などさまざまな不調の原因になります。

腸内環境は生活リズムと深い関わりがあり、偏った食生活や運動不足、ストレスなどにより乱れます。そのため、忙しい現代社会では慢性的な便秘などのトラブルに悩んでいる人が多く、最近は腸内細菌叢を整える重要性が改めて見直されています。

ここでもはちみつは注目されています。

まだ詳しい整腸作用はわかっていませんが、**はちみつに含まれている難消化性のオリゴ糖やはちみつの持つ有機酸のグルコン酸は、分解されることなく大腸まで届き、善玉菌のビフィズス菌を増やす作用があります。**

小児の胃腸炎を対象にした研究をみると、はちみつを服用することで下痢の期間が短くなり胃腸炎後の脱水からの回復が早められています。

腸内環境がよくなると老廃物がしっかり排出できるようになるので、肌がきれいになったり、お腹まわりがスッキリします。

腸のコンディションを整えることは病原菌から体を守る免疫機能を高めることにもつながり、生活習慣病や大腸がんなど病気のリスクを低減します。

胃炎や胃の不調もはちみつで改善する

はちみつは、胃の痛みや不快感、むかつき、吐き気といった胃炎の症状にも効果があるといわれています。胃炎とは胃の内壁を覆っている粘膜に炎症が起きた状態で、急に痛みが起こる急性胃炎と、長期にわたって症状が続く慢性胃炎があります。

私たちは、体内に入ってきた食べ物を胃で分解し、栄養素として吸収しやすい形に変えています。食べ物を分解するために分泌されるのが、胃液です。

胃液には金属も溶かしてしまう強い酸（胃酸）と、その胃酸から胃粘膜を守る胃粘液があります。さまざまなストレスでこの胃粘液の防御機構が崩れると、粘膜は傷つけられて強い炎症が生じます。

暴飲暴食やアルコールの過剰摂取、喫煙、ストレスなど、胃に負担のかかる生活を送っていると胃炎になりやすい傾向があります。そのため、胃炎になってしまったときには、とにかく胃に負担をかけないように、できる限り胃にやさしいものを食べるように心がけることが大切です。

ここでもはちみつです。**単糖類のブドウ糖と果糖が主成分のはちみつは、消化吸収がよく胃に負担をかけにくいので、胃が荒れてつらいときの栄養源としてピッタリ。**はちみつの持つ胃酸分泌の抑制効果により胃酸を減らし、胃粘膜を防御して症状を緩和させる効果があります。

さらに、はちみつの抗炎症作用や抗酸化作用により胃粘膜の炎症が抑えられて胃粘膜の保護作用が強化されるため、胃炎症状は改善するといわれています。

世界には多種多様なはちみつが存在し、その栄養や効能は採取された花の種類でも違ってきます。

たとえば慢性胃炎や胃潰瘍の原因となるヘリコバクター・ピロリ菌治療は、現在プロトンポンプ阻害剤と2種類の抗生剤を服用する方法がスタンダードですが、徐々に奏功率が低下しているため他の方法も検討されています。

はちみつも、その選択肢の1つとして考えられています。**ニュージーランドでとれるマヌカハニーは、とくに強い殺菌力を有しているはちみつとして有名です。**マヌカハニー単独でヘリコバクター・ピロリ菌患者の除菌をすることはできませんが、報告によれば、その強い殺菌力によって増殖抑制や感染予防の効果は示されています。

はちみつには胃炎の症状を緩和する効果がありますが、胃炎には深刻な病気が潜んでいる可能性もあります。そのまま放置すると胃潰瘍や十二指腸潰瘍、胃がんなどに進行するリスクもあるので、痛みや不快感が長時間続く場合には、医師に相談してからはちみつを摂るようにしてください。「夜はちみつ」も同様です。

はちみつをなめて動脈硬化を予防する

はちみつの健康効果でもっとも注目され、体に有益な影響を与えているのは、はちみつに豊富に含まれるファイトケミカルであるフェノール酸とフラボノイドです。ファイトケミカルは必ず必要な栄養素ではなく、摂取しなくても体調が崩れることはなく、摂取することで体に有益な影響を与える化合物です。五大栄養素に食物線維を加えて、七大栄養素の7番目に位置づけられています。

ファイトケミカルで一般的によく知られているのに、ブルーベリーに含まれるアントシアニン、お茶に含まれるカテキン、ニンジンのβカロテン、トマトのリコピン、そして大豆のイソフラボンなどがあります。

はちみつに豊富に含まれているのが、フェノール酸とフラボノイドです。

はちみつのフェノール酸には、コーヒー酸、クロロゲン酸、クマル酸、エラグ酸、フェルラ酸、没食子酸（gallic acid）、ホモゲンチジン酸、フェニル乳酸、プロトカテク酸、シリング酸、バニリン酸など多数含まれていて、抗酸化作用とフリーラジカル除去作用を持っています。

フラボノイドには、アピゲニン、クリシン、ガランギン、ヘスペレチン、ケンペロール、ルテオリン、ミリセチン、そしてクェルセチンがあり、フェノール酸と同じように抗酸化作用とフリーラジカル除去作用に加えて、遺伝子の発現調整やフリーラジカルの緩衝的（レドックスバランス）な役割も持っています。

こうしたはちみつのもつファイトケミカルの強力な抗酸化作用によって、動脈硬化は予防されます。

はちみつで脂質代謝異常が改善

コレステロールは細胞の骨格にあたる細胞膜の構成要素なので、私たちが生きていくために体のすみずみで必要になります。リポタンパク質と結合して、血管を通ってさまざまな組織に運ばれます。このリポプロテインの比重により悪玉コレステロールや善玉コレステロールに分類されているのです。

悪玉コレステロールが酸化を受け機能障害に陥り増えてしまうと、血管を詰まらせます。心臓の血管を詰まらせてしまうと心筋梗塞を引き起こし、脳の血管が詰まると脳梗塞になります。

はちみつを使った研究をみると、脂質プロファイルの改善がみられています。

はちみつによる脂質プロファイルの改善には、フェノール酸やフラボノイドによる抗酸化作用がはたらいています。悪玉コレステロールの酸化を抑えたり、コレステロールを合成する酵素のはたらきを抑えるからではないかと考えられています。脂質プロファイルを正常化すれば動脈硬化の進行が抑えられ、そこから引き続いて生じる高血圧や糖尿病への進展も抑えられます。

はちみつをなめて高血圧、糖尿病を予防

はちみつに豊富に含まれるミネラル成分の作用も見逃せません。

ミネラルは、タンパク質、脂質、炭水化物、ビタミンとともに五大栄養素のひとつで、生命維持活動に不可欠な栄養素といわれています。

体に必要なミネラルは16種類で、「必須ミネラル」と呼ばれています。ナトリウム、マグネシウム、リン、カリウム、カルシウム、クロム、マンガン、鉄、銅、亜鉛、セレン、モリブデン、ヨウ素の13種類については、厚生労働省により摂取量の指標が定められています。それだけ重要な栄養素だということです。

ミネラルは自分の体内で作り出すことができない栄養素なので、食べ物から摂取するしか補うことができません。この**ミネラルの補充にもはちみつ**の出番です。

はちみつのミネラル分に必須ミネラルが全て含まれているわけではありませんが、比較的バランス良く含まれ、とくにカリウムの量が多いのが特徴です。カリウムは、余分な塩分を体外に排出して血圧を下げる効果があるため「自然の降圧薬」と呼ばれています。

高血圧を引き起こす原因はさまざまですが、血管内皮細胞は酸化ストレスで傷つき、酸化した悪玉コレステロールの影響で動脈硬化がすすみ機能が低下します。

塩分の摂り過ぎは血液中のナトリウム濃度を上げ、通常の濃度に戻すために血管内に水分を送り込みます。その水分補充作業によって血管が圧迫されて血圧は上がります。また肥満がすすめば末梢の血管抵抗も上昇するし自律神経は乱れてきます。

はちみつを服用することで余分な塩分を減らし、抗酸化作用で血管の動脈硬化を予防して正常な血圧を維持できるのではないかと考えられています。

研究をみるとはちみつを摂ると収縮期血圧は低下し、血圧を調節している腎臓の酸化を軽減したという結果もあります。はちみつの持つ抗酸化作用と抗炎症作用が高血圧に予防的にはたらいていると思われます。

糖尿病予防においてもはちみつは注目されています。

２型糖尿病患者さんを対象とした研究をみると、はちみつを摂取すると体重減少したものの糖尿病のコントロールは悪くなったという結果もありましたが、砂糖と比較した研究ではあきらかに血糖上昇が抑えられているし、動物実験でも、はちみつの抗酸化作用によって、すい臓の保護作用が示され、糖質を代謝する消化酵素のはたらきを抑制して血糖上昇を抑えていることから、その抗糖尿病効果が期待されています。

やせるだけじゃない！　はちみつ＋１で健康になる

民間療法の万能薬でもあるはちみつには、さまざまな健康効果があります。

砂糖をはちみつに置き換えるという摂り方もありますが、もっと効果的に摂る方法があります。そのいくつかを紹介することにしましょう。摂り方には、「夜はちみつ」としても使える方法もあります。

① はちみつ × ショウガ

白湯に大さじ1杯のはちみつを溶かし入れ、さらにすりおろしたショウガを入れた「はちみつ×ショウガ」。**体を温めてくれる**食材の代表格であるショウガを追加するだけで、さらにぐっすり眠れる準備を整えることができます。

②はちみつ×レモン

白湯に大さじ1杯のはちみつを溶かし入れ、そこにスライスしたレモンを入れた「はちみつ×レモン」。**はちみつに含まれていないビタミンCを摂ることで完全栄養食品に。**

「夜はちみつ」にも活用できます。ただし、レモンの栄養素は熱に弱いので、湯温には注意しましょう。

③はちみつ×すだち

白湯に大さじ1杯のはちみつを溶かし入れ、そこにすだちを搾って数滴入れた「はちみつ×すだち」。すだちには不安や緊張をやわらげてくれる成分が多く含まれるため、「夜はちみつ」にも活用すると、その**香りとともに深い眠りに誘ってくれます。**

④はちみつ ×きな粉

白湯に大さじ1杯のはちみつを溶かし入れ、そこに大さじ1杯のきな粉を入れた「はちみつ×きな粉」。**きな粉には血糖値の急上昇を抑える作用があるので**、朝「はちみつ×きな粉」を飲むと、昼過ぎまで血糖値を安定させる効果があります。

⑤はちみつ ×ヨーグルト

ヨーグルトにはちみつをかけるだけの「はちみつ×ヨーグルト」。ヨーグルトにはビフィズス菌や乳酸菌が多く含まれているので、**はちみつと一緒に食べることで整腸作用がさらに期待できます。**朝に摂るのがおすすめです。

⑥はちみつ ×にんにく

煮沸し消毒した瓶に、皮をむいてひとかけずつにしたにんにくを入れ、さらにはちみつを加えてフタをして待つこと1カ月で出来上がる「はちみつ×にんにく」。にんにくの臭いを抑えた**疲労回復に効く健康食品**になります。

⑦はちみつ×ナッツ

煮沸し消毒した瓶に、オーブンで8～10分ほど焼いたナッツを入れ、さらにはちみつを加えてフタをして待つこと3日で出来上がる「はちみつ×ナッツ」。**良質な脂肪をはちみつと一緒に摂ることで、高血圧の予防効果が高まります。**朝に摂るのがおすすめです。

⑧はちみつ×ゆず

煮沸し消毒した瓶に、種を除いて細かく刻んだゆずを入れ、さらにはちみつを加えてフタをして待つこと3日で出来上がる「はちみつ×ゆず」。**お湯に溶かして飲めば、「夜はちみつ」としても活用できます。**

第5章

リバウンドしないためのダイエットの新常識

◎やせるということは、太りやすくなるということ

やせること以上にダイエットで大切なことは、やせた体を維持することです。

ダイエット経験のある方なら、リバウンドという残念な経験のある方もいるのではないでしょうか。

やせるということは、実は、太りやすくなるということでもあります。

というのは、体重が減ると少なからず筋肉も落ちるからです。脂肪だけが落ちるということはありません。

筋肉が落ちると基礎代謝も活動による消費量も低下します。40歳を過ぎると、さらに加齢による筋肉の減少もはじまります。

リバウンドしない体をつくるには、筋肉量を増やし、維持するために運動が必須になります。

どれだけタンパク質を摂っても、それだけでは筋肉になりません。ビタミンやミネ

ラル、糖質などの栄養素も必要ですし、運動によって筋肉に負荷をかけることが必要なのです。

といっても、スポーツジムに行ったり、新たにスポーツに取り組んだり、ましてや筋力トレーニングをはじめるほど、**ハードに体を動かさなくても筋肉を増やし、維持することはできます**。

たとえば、生活の中に階段の上り下りのできる環境があれば、上りだけ歩くとか、ウォーキングの習慣があれば、平坦なコースから階段や坂道のあるコースに変えてみるとか、デスクワークをしているのであれば、30分座って仕事をしたら立って歩き回るとか……。

日常生活のなかで筋肉に少し負担がかかる工夫をするだけで、筋肉量を維持することができます。

◯低糖質でもやせる人とやせにくい人がいる

ただし、同じように糖質量を抑えても、やせる人とやせにくい人がいます。それは、糖質を処理する能力に個人差があるからです。

私たちの体は、糖質が入ってくるとインスリンが分泌され、エネルギーとして使ったり、蓄積したりします。このインスリンに対する反応も、インスリンを分泌する能力も人それぞれなのです。

インスリンに対する反応が悪くなることを、インスリン抵抗性が高くなる、インスリン感受性が低くなるといいます。

インスリン抵抗性は、肥満のタイプによって異なります。内臓脂肪型肥満（脂肪肝など異所性脂肪の多い状態も含め）の人はインスリンが効きにくく、皮下脂肪型肥満の人はインスリンの感受性が保たれている場合が多いのです。

自分が皮下脂肪型肥満なのか内臓脂肪型肥満かを知る方法はあります。

幼少期から成長期にぽっちゃりした場合、脂肪細胞の数が増えることでエネルギーを貯蔵できるので、皮下脂肪型肥満になりやすいのです。

しかし、若いときにやせていると皮下脂肪の脂肪細胞の数は少なく、中高年になってから太った場合、内臓脂肪型（異所性脂肪も含む）肥満の可能性が高くなります。

お腹まわりの余った肉をつかんでください。ぐにゃっとつかめれば皮下脂肪型で、硬く突っ張っていれば内臓脂肪型のことが多いです。当然この両者のパターンもあります。

そして、次にインスリンの分泌能により肥満になるか2型糖尿病（肥満が先行してインスリン抵抗性が高まり糖尿病になるタイプ）になりやすいか決まってきます。

インスリンにより血液中の糖質エネルギーは、脳、肝臓、筋肉に取り込まれてエネルギー利用されますが、エネルギーが余れば肝臓を介して皮下脂肪や内臓脂肪に取り込まれます。

つまり、インスリン分泌能が高く、インスリン抵抗性が高い人は、余った糖質を脂肪組織にせっせと取り込んで肥満になりやすくなります。

しかし、インスリン分泌能が低くければ、余った糖質エネルギーを脂肪に蓄えることができず、肥満に進む前に血糖値が高い状態が続いて糖尿病を発症してしまうということです。

欧米人に比べて日本人はインスリンを分泌する能力が弱いため、少し太ると糖尿病を発症してしまうことが多くなります。日本人は若い時にやせている人が多いので、こういう人は中高年になって糖質を摂り過ぎると、内臓脂肪が少し増えたところで糖尿病が発症するため、過度に太ることができないのです。

インスリン分泌能が高い人は炭水化物制限をすると減量が進みやすいのですが、インスリン分泌が低い人でも糖尿病の進展を抑えるために炭水化物制限は極めて効果的です。

低糖質に限らず、低脂肪でダイエットに成功する人もいますし、高炭水化物でもカロリーを制限すれば成功する人もいます。**ひとつの食事療法が全員にあてはまらないことを覚えておいてください。**

逆に、**たったひとつの食事療法でやせなかったからといって、あきらめることはない**ということです。

炭水化物を抜けば、たしかにやせる

食事から炭水化物の量を減らすダイエットがもてはやされています。たしかに糖質を制限するとやせることができます。

理由は、炭水化物を減らすと、脂肪をエネルギーとして使わざるを得なくなるからです。

私たちの体のエネルギー源は、三大栄養素といわれる糖質、脂質、タンパク質ですが、総エネルギーの半分以上は糖質になります。『日本人の食事摂取基準』においても、炭水化物の摂取目標は総エネルギー量の50～65％と設定されています。

脂肪をエネルギーとして使うようになる、要するに**脂肪燃焼がはじまるのは、入ってきた糖質、肝臓や筋肉にグリコーゲンとして蓄積されている糖質が空っぽになってから**です。脂肪やタンパク質から糖をつくるシステムを「糖新生」といいます。

この3つのエネルギー基質の利用の比率は、午前中に炭水化物を基質として利用しやすく、午後に脂質に切り替わる周期があります。しかし、糖質を摂り過ぎていると、午後に脂質の利用が進みません。

できるだけ早く脂肪をエネルギーとして使うようにするには、入ってくる糖質量を減らすのが一番なのです。一度に大量の炭水化物を摂ると、3、4日経たないと脂肪のエネルギー利用がはじまりません。

そう考えると、炭水化物を限りなくゼロの食生活にすればいいのでは？　と考えますが、脳のはたらきが低下することになります。というのは、糖新生は糖質をエネルギーとして使うより時間がかかるため、脳へのエネルギー供給がスムーズに行われなくなるからです。

脳は糖質を分解してつくられるブドウ糖がエネルギー源で、体に入ってくる糖質をもっとも消費する器官でもあります。**低炭水化物ダイエットでもっとも影響を受けるのは脳**なのです。

体重が劇的に落ちるのは喜べない

食事から炭水化物を減らすと、体重が落ちやすくなるので、全体の食事量まで減らしてしまう人がいます。糖質が不足すると、**脂肪やタンパク質からエネルギーをつく**

るようになると体重が劇的に落ちてしまうことがありますが、これは要注意です。

というのは、体重が落ちた原因は筋肉の減少だからです。

タンパク質や脂質からつくられるエネルギー量は、熱力学的にみると1グラムあたりタンパク質が4キロカロリー、脂質が9キロカロリー。しかし、組織として考えると脂肪組織は9割が脂肪で占められています。さらに脂肪組織をエネルギー源としてみると1グラムあたり9・4キロカロリーもあります。エネルギーを効率よく蓄えることができるのが、脂肪組織なのです。

これに対して、エネルギーをつくるという視点からすると効率が悪いのが筋肉です。筋肉に占めるタンパク質の割合は2割程度で、脂肪組織以外のエネルギー源としてみると1グラムあたり1・8キロカロリーしかありません。

たとえば、炭水化物を摂らずに2000キロカロリーのエネルギーをつくるとしたら、筋肉だけなら1・1キログラム、脂肪組織だけなら210グラム消費することになります。これが、なかなか脂肪が落ちてくれない理由でもあります。逆に、**脂肪が**

落ちなくても筋肉が減れば、体重は簡単に落ちるということです。

ですから、**極端な食事制限で劇的に体重が落ちたとしたら、筋肉量ががくんと減った可能性が高い**のです。

また、極端なダイエットをすると、食欲をコントロールするホルモンも影響を受けます。食欲を抑えるホルモン「レプチン」の分泌が減り、食欲を増進するホルモン「グレリン」の分泌が増えます。

空腹に我慢できなくなり、「ちょっとだけ」という思いで少し糖質（クッキーやキャンディ）を摂ると、糖質が枯渇している体には足らないので、引き起こされる低血糖から強い空腹感が生まれ、過剰な糖質摂取が生まれます。摂れば摂るだけインスリンも過剰に分泌されて、脂肪もどんどん蓄積して体重が増えます。そして、無理なダイエットをはじめる前の体重に戻ってしまいます。

しかし、よく考えてみてください。体重は元に戻っても脂肪量は増えて筋肉量は減った状態です。**筋肉量低下はそのまま基礎代謝量の低下につながります**。するとダイエット前に食べていた同じ食事でも太ってしまいます。これがリバウンド。「あ、太ってきたからまたダイエットしなきゃ」と考えて無理なダイエットを繰り返すことになるのです。

私の外来に訪れる肥満患者さんに体脂肪率が50％を超えている人が時々いらっしゃいます。話を伺うと、例外なく無理なダイエットを繰り返しています。こういうリバウンドをしないように意識することが必要です。

お腹がグーグー鳴らない食欲は、偽の食欲

体から糖質が不足しているときに、必要なだけの炭水化物を摂ると太ることはありません。脳もいらない、筋肉もいらないときに炭水化物を摂るから、脂肪として蓄積されるのです。

実は、いろいろな空腹感があることを知っておく必要があります。

一般的に炭水化物は体の0・5％の割合を占めていて、それが血中の糖質です。したがって、食事をしないで時間が少し経つと糖質は消費され徐々に血糖が低下（低血糖）して空腹感が生じます。昼食前にお腹が空いてくる状態で、誰もが感じている空腹感です。

これ以外に生じる空腹感は、既にお話したように夜起きているだけでレプチンやグレリンのような食欲を調節するホルモンの乱れで生まれます。

今回は言及をしていませんが、高糖質高脂質の食材を摂ると、快楽中枢を刺激する依存性という問題を絡めた食欲が生まれます。「別腹」と表現する食欲です。たとえば、誰もが経験する宴会の後の締めのラーメンですね。私は香川県民なので、讃岐人の締めはカレーうどんです。

そして、最も重要なのが、急激に血糖値を上げる食材を食べたときに一過性にインスリンの過分泌が生じ、血糖が急激に下がり反動で低血糖を引き起こして空腹が生じる現象があります。これを「反応性低血糖」といいます。

本当にエネルギーが足りなくなって血糖値が下がって空腹感が生じたときの食事なら太ることはありませんが（もちろんドカ食いは太ります）、反応性の低血糖に対する食事は肥満の原因になります。

見分け方は簡単。お腹がグーグー鳴るか、鳴らないか。**お腹が鳴るときは、本当に体が求めている食欲で、鳴らないときは偽の食欲。**エネルギー不足による食欲ではないので、他のことに気を取られたり、何か集中したりしていると消えてしまいます。

食事をした後にすぐにお腹が空く人は、反応性の低血糖を起こしている可能性があります。その原因は、食べ過ぎか、インスリンを過剰に分泌させる食材（GI値に惑わされないようにしてください。GI値が低くい理由がインスリンの過分泌が生じて血糖が急激に下がっている場合もあります。※第1章参照）を摂っているか。

この反応による低血糖をうまく利用しているのが、コース料理の食前酒。メインディッシュの30分〜1時間前に飲むのは、メインの料理をおいしく食べるための工夫なのです。

クッキーやキャンディ、ポテトチップスなんかちょっとずつつまんでいると、四六時中空腹感に堪えないといけないので苦しいだけです。この反応性低血糖を起こさないように、**食事はお腹がグーグー鳴ってから食べる**ようにしてください。実は脂肪燃焼が活性化すると、お腹がグーグー鳴らなくなります。

カロリーオフ、カロリーハーフに騙されるな

ダイエットを意識すると目に飛び込んでくるのが、「カロリーオフ」「カロリーハーフ」「糖質ゼロ」や「糖質オフ」などのキーワードです。スーパーやコンビニに並べられている商品を眺めると、いたるところで発見することができます。

みなさんも、何も表記されていない食品より、そういったキーワードが表記されている食品を選ぶことも多いのではないでしょうか。

そして、「カロリーオフ」や「カロリーハーフ」と表記された飲料水を飲んで、想像していたより甘さを感じたことがあると思います。その甘さに「本当にカロリーは少ないの？」とか「糖質は控えめなの？」と疑問を抱いたこともあるでしょう。

まず結論から言うと、**商品に含まれるカロリーがゼロではなくても、法律上は「ゼロ」と表記できます**。

健康増進法の栄養表示基準によると、100ミリリットルで5キロカロリー未満なら「ゼロ」表示OK。つまり、500ミリリットルのペットボトルなら25キロカロリー未満なら「ゼロカロリー」の飲料水なのです。また、100ミリリットルで20キロカロリー以下なら「カロリーオフ」と表示できるため、500ミリリットルなら100キロカロリー以下なら、「カロリーオフ」の飲料水になります。

食品の場合も100グラムあたり5キロカロリー未満であれば「ゼロカロリー」、40キロカロリー以下なら「カロリーオフ」と表示できます。

もちろん表記のないものより、「カロリーオフ」や「カロリーハーフ」などと表記されているほうが、低カロリーであるのは事実です。しかし、量を摂ればそれだけ摂取カロリーは増えることになります。

実際、ダイエット炭酸飲料を飲んでいると、腸内細菌叢が影響を受け、満腹感が減って、糖代謝の悪化、そして摂取カロリーが増え体重が増えるという報告もあります。

また、**「糖質ゼロ」や「糖質オフ」のアルコール飲料にも注意が必要**です。

というのは、アルコール飲料のカロリーは、糖質ではなくアルコール度数によって大きく変わるからです。糖質は１グラム当たり４キロカロリーですが、アルコールは１グラム当たり７キロカロリー。「糖質オフ」と書かれたアルコール飲料でもアルコール度数が高ければ、高カロリーとなってしまうのです。

「カロリーオフ」「カロリーハーフ」「糖質ゼロ」なら太らずに健康になり、悪いことはないと勘違いしないようにしましょう。

人工甘味料は味覚を鈍らせる

「カロリーオフ」や「カロリーハーフ」などの飲料を飲んで甘く感じるのは、砂糖以外の甘味料、とくに人工甘味料を使っている可能性が高いと考えられます。

人工甘味料の特徴のひとつは、砂糖の甘さに比べると何百倍も甘いものが多いことです。砂糖よりも少量で甘さを維持できるので、少量の使用で甘さを引き出すことができます。そのため、摂取カロリーを抑えることができると考えられていました。

しかし、最近の研究をみると、砂糖の代用として人工甘味料を使っても体重の減少につながらないという報告が増えています。

私たちの甘みを感じるセンサーは、舌だけでなく、腸、すい臓、脳、精巣や肺にあることがわかってきました。

ブドウ糖は、すい臓にある甘みセンサーにはたらき、脳の視床下部にある甘みセンサーにも反応して、食後に増えるレプチンと一緒になって満足感を生みます。そして、脳から神経ペプチドYが出ることで、胃からのグレリン分泌が抑えられて食欲は落ち着くと考えられています。

人工甘味料も甘みセンサーに反応して、食後に増えるレプチンと一緒に満足感を生むのですが、脳から出る神経ペプチドYを介したグレリン分泌を抑えることができないといわれています。そのため満足感が得られず取り過ぎになる傾向があるのです。

低炭水化物ダイエットの流れで、糖質ゼロ、カロリーゼロと表示された人工甘味料を使った清涼飲料水や食材が増えています。いままでたくさん摂っていた人は、急に止められないと思います。それでも、少しずつ量を減らして、普通の炭酸水や無糖のお茶に切り替えていく必要があります。

「ブドウ糖果糖液糖」には要注意

天然甘味料として、**砂糖の代わりに使われる異性化糖にも注意が必要**です。

異性化糖は、トウモロコシなどのでんぷんを酵素処理して生産されます。別名、高フルクトースコーンシロップ。フルクトースとは果糖のことです。トウモロコシに含まれるブドウ糖を果糖に変化（異性化）させた物質です。

異性化糖は、ＪＡＳ（日本農林規格）によって果糖の含有量で分類されます。果糖が50％未満ならブドウ糖果糖液糖、50～90％なら果糖ブドウ糖液糖、90％以上なら高果糖液糖などです。甘さを出したいなら果糖多めの異性化糖、甘さ控えめなら果糖少なめの異性化糖を使うことになります。

異性化糖が多くの食品に使われるようになったのは、生産価格が安い上に、砂糖より甘いからでした。そして、果糖はブドウ糖と違ってインスリンの分泌を起こさないからです。

ブドウ糖の約8割はエネルギーとして脳やあらゆる器官に使われ、残りの約2割は肝臓にグリコーゲンとして貯蔵されます。そのために分泌されるのがインスリンです。

しかし、**果糖はすべて肝臓で処理されるためにインスリンが分泌されません。**

メリットだけが先行していた異性化糖ですが、健康への影響が少しずつわかってきました。それは、肝臓に多くの脂肪を蓄積（脂肪肝）することです。

果糖はブドウ糖のように脳のエネルギーになることがないので、満腹中枢を刺激することがなく、気づかないうちに大量に摂るリスクがあります。肝臓で余った果糖は、脂肪として蓄積されることになります。アルコールも飲まないのに脂肪肝が進行して、脂肪肝炎や肝硬変などの深刻な病気、非アルコール性脂肪性肝疾患〈ＮＡＦＬＤ〉や非アルコール性脂肪肝炎〈ＮＡＳＨ〉の原因のひとつといわれています。

脂肪肝はアルコールの飲み過ぎが代表的な原因ですが、実は異性化糖の摂り過ぎも危ないのです。しかし、アルコールは脳への影響があることから規制されていますが、異性化糖は脳に行かないために規制されていません。

そのため、私たちは知らないうちにかなりの量を摂取しています。

とくに危険視されているのが清涼飲料水です。国内の清涼飲料水では、５００ミリリットル中12％、約60グラム使われているといいます。血糖値を上げないため、「カロリーオフ」の商品にも使われています。

すでに**肥満体国であるアメリカでは、糖尿病や肥満などの健康に影響があることから、異性化糖の使用を制限する流れに向かっています。**私たちもダイエットのためだけではなく、健康のためにも、原材料をしっかり確認した上で商品を購入するようにしなければなりません。

全粒粉だけではパンはできない

ダイエットに効果がある食品も、商品名やうたい文句などには注意が必要です。

たとえば、全粒粉のパン。

全粒粉とは、小麦を粉状にしたものです。小麦粉との違いは、お米でいうところの精米と玄米と同じというとわかりやすいでしょうか。精米と玄米がそうであるように、小麦粉は白く、殻まで粉砕している全粒粉は茶褐色をしています。

１００グラムあたりのカロリーを比較すると、全粒粉は約３４０キロカロリー、薄力粉は約３６８キロカロリー。全粒粉のほうが少し低いだけです。

全粒粉にしても、玄米にしても、どちらも小麦粉や白米より栄養素的には質のいい炭水化物といえますが、問題なのは、単体ではパンがつくれないということです。小麦粉すべてを全粒粉に切り替えてパンをつくると、水分をしっかり吸ってくれないため、カチカチのパンが出来上がります。これでは、食べ物としてどうかと思います。

つまり、**全粒粉のパンといっても、全粒粉を少し使っているパンと理解するのが妥当な判断です。それは玄米パンも同じです。**

世の中には、健康効果の高い食材やダイエットにいい食材を一部使った商品は、そこだけを切り取って訴求されることが多いものです。それを鵜呑みにして買うのではなく、**原材料を確認してから購入する。**その習慣を身につけるだけでも、無駄に脂肪を蓄積したり、太りやすい体をつくることはなくなります。

おわりに

書店へ行けば、さまざまなダイエット法の書籍が並んでいます。インターネットで「ダイエット法」というキーワードで検索すると、気が遠くなるような件数がヒットします。それだけ、世の中の人たちがダイエットに関心があるということだと思います。裏を返せば、**ダイエットに成功していない人たちがいかに多いか**ということでしょう。

本書でも話してきたように、食事を制限したり、運動に取り組んだりすると、真面目に実践すれば、最初は誰でもやせることができます。ダイエットを成功させ継続できるかどうかは、ここからです。やせた体を維持できなければ、ダイエットが成功したとはいえません。

数週間後にダイエット前の体に戻ったり、もしくはそれ以上に太ったりする人がいます。1年後、2年後にリバウンドする人もいます。原因は、やせるためにはじめた食事や運動が長続きしないからです。太っていた頃の生活に戻れば、ダイエット前の体に戻るのは当たり前ですよね。

あれほどやせたいと思っていたのに、継続できないのはどうしてなのでしょうか？

私が、肥満の相談に来られる患者さんたちによく話しているのは「ダイエットはやせるのが目的ではありません」ということです。「ダイエット＝やせる」と捉えている方が多いと思いますが、**ダイエットの本来の意味は、食習慣を変えること**です。その結果としてやせることになるのです。

食習慣を変えることですから、やせるからといって極端な食事制限をするとか、極端にバランスの悪い食事にするとか、ストイックすぎるのは継続できないのです。はじめから継続できないとわかっている食習慣を続けるべきではないのです。そういう習慣は続きません。というか、無理に続けていると体に悪いですね。

それまで続けてきた太る食習慣を少しずつ変えていく。それがダイエットです。その方法のひとつが、本書で紹介した「夜はちみつ」です。寝る前にはちみつを摂るようになると、夕食に対する意識が少しずつ変わります。体の変化を実感できるようになれば、夕食だけでなく、朝や昼間の食事にも意識が向けられるようになります。それが本来のダイエットなのです。習慣になれば、続けるのも難しくありません。

そのきっかけとして、私は、患者さんにも「夜はちみつ」をすすめています。夜はぐっすり、朝はスッキリになると、それだけでうれしいものです。しかも、寝ている間に脂肪を燃焼してくれます。

「夜はちみつ」は、決して劇的にやせる方法ではありません。しかし、**余っている脂肪を少しずつ燃焼し、無理なく長く続けられるダイエット法**です。

みなさんの「健康的にやせたい」願望をかなえる一助になれば幸いです。

２０１９年　田井メディカルクリニック院長　田井祐爾

Honey

田井祐爾（yuji tai）

田井メディカルクリニック院長。

香川医科大学(現・香川大学医学部)医学科卒。日本抗加齢医学会専門医、プライマリ・ケア認定医、高気圧酸素治療専門医。日本スポーツ協会公認スポーツドクター。

肥満に対するダイエット指導や生活習慣改善の指導を積極的に行ない、"健やかに長生き"をサポートしている。

http://www.tai-med-clinic.jp/

編集人／辺土名悟
企画協力／洗川俊一
装丁・本文デザイン／大場君人
DTP／G-clef
写真協力／fotolia
協力／峰山ハチミツ　http://mineyama-honey.com/

人生を変える
夜はちみつダイエット

2019年3月1日　初版発行
2019年6月1日　第2刷発行

著　者　田井祐爾
発行人　石井弘行
発行所　株式会社わかさ出版
〒112-0002 東京都文京区小石川5-2-2　わかさビル
電話　03-3814-9731(代表)
http://www.wks.jp

印刷・製本　中央精版印刷株式会社

●この本に関する質問・感想は、下記の連絡先までお寄せください。
ファックス　03-3814-0865　メール　books@wks.jp

SBN978-4-907400-93-4